Rômulo B. Rodrigues

I0425260

ALIMENTAÇÃO SAUDÁVEL =

SAÚDE PERFEITA

O consumo de alimentos adequados

proporciona equilíbrio orgânico e psíquico

VOL. VII

1ª EDIÇÃO

São Paulo – 2019

amazonkindle

RODRIGUES, Rômulo B. ALIMENTAÇAO SAUDAVEL = SAUDE PERFEITA – O consumo de alimentos adequados proporciona equilibrio organico e psiquico – Vol. VII / Rômulo B. Rodrigues – Amazon. 2019.

Organização: Rômulo B. Rodrigues

Impresso pela Amazon – 2019.

2019. Escrito e produzido no Brasil.

1.Nutriçao. 2. Guia alimentar 3. Saúde. 4. Vida saudável. 5. Qualidade de vida. I. Título.

Amazon Serviços de Varejo do Brasil Ltda.

CNPJ 15.436.940/0001-03

Av. Juscelino Kubitschek, 2041 – Torre E – 18° andar

São Paulo – SP

Dedico este trabalho aos filhos Júlio César e João Víctor.

Agradecimentos

Agradeço à minha mãe adotiva (In Memoriam), que me orientou e me ensinou a ser o que sou e sei hoje.

SUMARIO

PREFACIO

Os cuidados com a alimentação é um dos principais focos de atenção da população mundial nos tempos atuais.

Com o crescente aumento da quantidade de produtos e alimentos artificializados e, consequentemente, nocivos à saúde, torna-se imprescindível a escolha correta por uma alimentação mais saudável e natural. Visto que, a saúde do corpo e do sistema orgânico é baseada naquilo que é ingerido.

Com a mudança de hábitos alimentares e no estilo de vida, adquire-se mais equilíbrio, uma melhor qualidade de vida e, como consequência, longevidade.

Esta obra é um guia de orientação, no que se refere aos alimentos adequados a serem ingeridos para a manutenção de uma saúde integral e perfeita.

Boa leitura.

CAPÍTULO I

Tipos de jejum: beneficios e contraindicaçoes

Entenda como funcionam jejuns de 8, 12 ou 16 horas e se a prática pode se adequar à sua rotina

Tipos de jejum: benefícios e contraindicações

O jejum é uma prática antiga em certas culturas, e pode ser encontrada até os dias de hoje em algumas religiões, como por exemplo, no Ramadã. Mas, a discussão acerca do tema vem se tornando cada vez mais frequente em topicos sobre emagrecimento e tratamento de doenças crônicas.

Entretanto, diante de tantos tipos de jejuns, como é possível saber qual é o mais adequado para nós mesmos? Qual deles pode se adequar à nossa rotina sem nos fazer mal?

As respostas para essas perguntas estão na bioindividualidade de cada um de nós. Entender como o nosso corpo funciona, faz com que saibamos que determinadas ações para cuidar da nossa saúde, como é o caso do jejum, podem ser ou não benéficas para nós.

Autoconhecimento eh regra para praticar

O autoconhecimento é o seu guia: você precisa aprender a reconhecer os sinais de fome real, perceber e respeitar esses sinais que são naturais, que seu corpo lhe envia quando precisa de combustível. Mônica Souza, coach de Saúde e Emagrecimento, explica que muitas vezes comemos por outras razões que não a fome: por hábito, por ansiedade, por tédio ou por estresse.

Jejum intermitente: o que é e como fazer?

Precisamos entender o que está acontecendo e cuidar do que é preciso. De posse desse conhecimento, você pode tomar a decisão de não comer, se não estiver com fome.

3 TIPOS DE JEJUNS MAIS CONHECIDOS

Ainda que exista um número extenso de possibilidades, as que geralmente são mais praticadas são as de 8, 12 ou 16 horas. Conheça um pouco mais sobre cada uma a seguir:

Jejum de 8 horas:

Uma das formas mais fáceis de se fazer jejum é cumprir as oito horas de sono diárias. Nesse tempo, as pessoas já ficam naturalmente sem se alimentar, o que dá um descanso para o sistema digestivo e para o corpo como um todo.

Jejum de 12 horas

Pode-se acrescentar mais algumas horas sem comer antes de deitar, o que é bastante prudente, pois o fato de dormir com o estômago cheio acaba atrapalhando o sono. Ao acordar, é possível ficar sem comer por até uma hora, mas bebendo água para hidratar o corpo.

Jejum de 16 horas

É conhecido como intermitente e geralmente é recomendado por algum médico para tratamento. São 8 horas de intervalo, período em que é possível voltar a comer.

Possiveis consequências do jejum

Um ponto importante a ser ressaltado, são as consequências dessa restrição. As pessoas podem acabar não tendo uma boa adaptação ao jejum e comer de forma compulsiva na próxima refeição. A baixa de serotonina, hormônio responsável pelo bem-estar, pode facilitar a compulsão.

Você costuma comer sem parar?

Pode acontecer também de a pessoa ter uma dieta desequilibrada, com excesso de refinados, industrializados e baixo consumo de fibras e hortaliças; e ficar em jejum ainda piorará o seu quadro, forçando o corpo a ter a compulsão na tentativa de compensá-lo.

O mais importante é que a prática seja feita de forma natural. Você não vai deixar de comer porque não está com fome; ou seja, por não estar precisando de combustível. Se você sentir fome, se sentir irritado, com dor de cabeça ou algum tipo de desconforto, então não deve ficar sem comer. Jejum não é sinônimo de passar fome.

Quem pode jejuar?

É possível experimentar a prática do jejum desde que você não tenha alguma recomendação médica que lhe diga o contrário. Este é o caso de grávidas, mulheres em período de pós-parto, mulheres amamentando crianças em período de crescimento, diabéticos e pessoas que sofrem de enxaqueca ou que tenham histórico de transtornos alimentares.

Caso este não seja o seu caso, procure a indicação de um profissional adequado para saber qual tipo de jejum se adequa ao funcionamento do seu organismo.

Outras funções do jejum

Existem funções para determinados tipos de jejum que exigem mais horas sem alimentação, e até mesmo tipos específicos de alimentos para fazer limpezas. Dentro da Ayurveda, o Panchakarma (método de limpeza e rejuvenescimento) é um exemplo disso.

Nesse caso, a recomendação é fazer com um profissional qualificado, capaz de orientar em todos os detalhes. É possível fazer ainda quando se tem uma condição de saúde, seja ela uma dor crônica ou aguda e, ainda assim, é necessário ter uma orientação. Fora isso, siga o movimento natural do seu corpo.

CAPÍTULO II

Coco: benefícios, calorias e formas de consumo

Conheça os benefícios da água, polpa, leite, farinha e outros derivados do coco

O coco é um alimento funcional por excelência: todos os seus derivados têm importantes ações que contribuem para a saúde do nosso corpo. O coco é rico em compostos fenólicos - antioxidantes que agem contra os radicais livres. O coco ajuda a relaxar os nervos e os músculos, baixa o nível de pressão arterial, controla o açúcar no sangue, produz um perfil lipídico mais saudável (HDL alto e LDL baixo), contribui para a imunidade, reduz a inflamação de articulações e auxilia no emagrecimento.

Varias utilidades

Tudo se aproveita no fruto: água de coco, polpa verde, polpa madura, leite de coco, óleo de coco, farinha de coco e, mais recentemente, o açúcar de coco. Ele é versátil, pode ser usado em uma infinidade de pratos doces e salgados, e no preparo de um leite vegetal para os que têm intolerância à lactose ou para os que querem fazer um detox evitando laticínios.

Água de coco

A água de coco é excelente fonte de minerais, principalmente potássio, cálcio e magnésio, e também selênio, iodo, enxofre, zinco, manganês, ácidos orgânicos, enzimas, fitonutrientes, aminoácidos e vitamina C. Ela tem ação hidratante, mineralizante, diurética, antioxidante e evita câimbras. A água de coco melhora a função intestinal. Possui poucas calorias, uma média de 40 calorias por copo de 200 ml.

Polpa do coco verde - Polpa do coco seco

Existem algumas diferenças no teor de nutrientes, de acordo com o amadurecimento do fruto.

Polpa verde - 50 gramas contêm:

35 calorias;

0.7 gramas de proteína;

1.8 gramas de gordura;

5 gramas de carboidrato;

0.4 gramas de fibras;

130 miligramas de potássio.

Polpa madura - 50 gramas contêm:

195 calorias;

1.8 gramas de proteína;

20 gramas de gordura;

2 gramas de carboidrato;

4 gramas de fibras;

180 miligramas de potássio.

Coco maduro

Muitos evitam o coco por considerá-lo calórico e gorduroso. A polpa do coco maduro é uma excelente opção para quem luta contra o peso - ela contém muitas fibras e sua gordura composta por ácidos graxos curtos não é estocada pelas células, ajuda a saciar e dá energia. Além disso, mantém o metabolismo ajustado e regula a função tireoidiana.

A polpa do coco maduro comtem vitaminas A, C, E e do complexo B, sais minerais, magnésio, potássio manganês, selênio, zinco, ferro, sódio, cálcio e fósforo, polifenóis e fitoesteróis que trabalham juntos para reduzir os níveis de colesterol LDL, o ruim. A quantidade indicada é 1/4 da polpa do coco seco, 50 gramas, na hora do lanche.

Óleo de coco

Um fato interessante no aspecto nutricional do coco é que apesar de conter um nível elevado de gorduras saturadas (90% da usa composição), elas são formadas basicamente por ácidos graxos de cadeia curta e média que não são armazenados pelo corpo e fornecem energia imediata. A gordura do coco é rica em ácido láurico (50% do total de lipídios) com propriedades antibacterianas, antifúngicas e antivirais.

Este ácido graxo ativa o sistema imunológico e aumenta a capacidade de combater doenças. Uma das ações do ácido láurico é a manutenção da elasticidade dos vasos sanguíneos, além de varrer os depósitos de colesterol e outros detritos metabólicos, deixando os vasos limpos, o que contribui para reduzir o risco de arteriosclerose e doenças cardíacas. Pode ser usado no preparo de alimentos, consumido ao natural ou acrescentado em vitaminas e shakes.

Leite de coco

O leite de coco é rico em gordura saturada saudável que o corpo facilmente quebra e usa como fonte de energia. Pesquisas mostram que as populações que consomem leite de coco têm baixas taxas de doença cardíaca. O leite, extraído da polpa do coco, contém ácido láurico, potássio, magnésio, cálcio, fósforo, ferro, selênio, sódio, proteína e vitaminas C, E, B1, B3, B5 e B6. É um leite cremoso, sem lactose, saboroso, melhora a digestão e pode aliviar os sintomas de hiperacidez, úlceras e refluxo.

Farinha de coco

A farinha de coco é muito rica em fibras, ajuda na saciedade, melhora a função intestinal, regula o açúcar no sangue e os níveis de colesterol. Ela tem baixo teor de gordura, pois é preparada a partir do bagaço após a retirada do leite de coco, onde está a gordura. Ela pode ser usada ao natural (no suco, vitamina ou iogurte) e no preparo de pães, bolos e biscoitos, tornando estes alimentos permitidos na dieta e aliadas da perda de peso. É livre de glúten e hipo-alergência. Seu teor de fibras não digeríveis é maior do que de qualquer outra farinha ou farelo: 10 gramas de farinha de coco fornecem 4 gramas de fibra, e por isso promove saciedade com a sensação de estar "cheio" por mais tempo. Os estudos mostram que o uso regular da farinha de coco (2 colheres de sopa por dia) ajuda a reduzir em até 10% a ingestão de calorias, o que permite um emagrecimento gradual e saudável.

Coco ajuda a emagrecer

Uma pesquisa recente comprova que deixar de comer gordura ou não ingerir quantidade suficiente faz com que se ganhe peso. Claro que é importante escolher as gorduras certas (as que trazem benefícios) e evitar as frituras e gorduras trans. Gorduras ricas em triglicerídeos de cadeia curta e média, como a gordura presente no coco, ajudam a controlar o apetite e ainda auxiliam a acelerar o metabolismo.

Perder peso quando se faz uma dieta pode ser bem mais fácil com a adição da gordura do coco. Um estudo publicado na revista Obesity Research mostrou que o ácido láurico presente no coco aumenta o gasto energético e reduz a adiposidade em homens obesos. Outro estudo publicado no Journal of Nutrition constatou os efeitos fisiológicos dos ácidos graxos de cadeia média como agentes potenciais na prevenção da obesidade.

Coco no dia a dia

Por sua versatilidade, o coco serve para uma variedade de propósitos na cozinha, do café da manhã ao jantar, em lanches caprichados ou em dias de festa, em pratos salgados ou doces. O coco é muito fácil de usar e deve ter um lugar em seu cardápio diário. Cozinhe com óleo de coco para deixar seus alimentos mais saudáveis. O leite de coco pode substituir o leite e o creme de leite nas receitas, deixando o prato mais leve.

CAPÍTULO III

Gengibre: para que serve e benefícios

Alimento termogênico, proporciona benefícios para o sistema digestivo, respiratório e circulatório

O que é o gengibre

Vegetal nativo da Ásia, o gengibre é uma raiz tuberosa usada tanto na culinária quanto na medicina. A planta assume múltiplos benefícios terapêuticos: tem ação bactericida, é desintoxicante e ainda melhora o desempenho do sistema digestivo, respiratório e circulatório. O gengibre também é um reconhecido alimento termogênico, que pode ser capaz de acelerar o metabolismo e favorecer a queima de gordura corporal.

Benefícios do gengibre

O gengibre é referência quando se fala em problemas estomacais, pois combate enjoo, gases, indigestão, náuseas causadas pelo tratamento do câncer e perda de apetite. Também auxilia na digestão de alimentos gordurosos e protege o fígado. Não é à toa que uma substância presente na raiz do gengibre é usada na fabricação de medicamentos laxantes, antigases e antiácidos.

A raiz também é bastante utilizada para combater o mau hálito. Graças ao poder anti-inflamatório, o gengibre ainda é usado para aliviar dores decorrentes da artrite, dores musculares, infecções do trato respiratório, tosse, asma e bronquite. A planta integra a formulação de xaropes por causa de sua ação anti-inflamatória e antimicrobiana.

Além disso, o gengibre desempenha um importante papel na dieta, pois estimula olfato e paladar, contribuindo com a diminuição do uso do sal para temperar os alimentos. O gengibre tem efeito diurético e quando feito como chá, por sua vez, aumenta o consumo de líquidos, favorecendo a hidratação e ajudando a eliminar as toxinas.

Principais nutrientes do gengibre

O gengibre apresenta uma substância chamada gingerol, dotada de propriedades antioxidantes, anti-inflamatórias e antimicrobianas que protegem o nosso organismo. O gingerol é responsável pelo sabor picante do gengibre.

As propriedades terapêuticas do gengibre se devem à ação conjunta de várias substâncias, principalmente encontradas no óleo essencial do gengibre, rico nos componentes medicinais cafeno, felandreno, zingibereno e zingerona.

O gengibre também é rico em substâncias termogênicas que ativam o metabolismo do organismo e podem potencializam a queima de gordura corporal.

A raiz é composta por vitamina B6, assim como pelos minerais: potássio, magnésio e cobre. Mas tais propriedades se tornam pouco relevantes levando-se em conta o consumo diário da planta. Como se trata de uma especiaria, bastam pequenas quantidades do gengibre no chá ou preparações culinárias para aromatizá-las. Note que a tabela de valores nutricionais abaixo considera 100g de gengibre, porém o uso numa receita pode não alcançar 2g.

Composição do gengibre para cada 100 g

Água (g)	78,88
Calorias (Kcal)	80
Proteínas (g)	1,82
Lipídios totais (g)	0,75
Carboidratos (g)	17,77
Fibras (g)	2
Cálcio (mg)	16
Ferro (mg)	0,6
Magnésio (mg)	43

Fósforo (mg)	34
Potássio (mg)	415
Sódio (mg)	13
Zinco (mg)	0,34
Cobre (mg)	0,22
Manganês (mg)	0,22
Selênio (mcg)	0,7
Vitamina C (mg)	5
Tiamina (mg)	0,025
Riboflavina (mg)	0,034
Niacina (mg)	0,75
Vitamina B6 (mg)	0,16

Por que o gengibre pode ajudar a emagrecer

Todas as atividades realizadas pelo corpo consomem energia. Isso inclui o processo digestivo, que pode ser usado a seu favor para emagrecer, quando é o que está em questão, podendo ser usados os alimentos termogênicos, como o gengibre. Esses alimentos são capazes de aumentar o gasto calórico do organismo durante a digestão e o processo metabólico.

Quanto mais difícil for a digestão do alimento, maior será o seu poder termogênico. As substâncias termogênicas contidas no gengibre tem a capacidade de aumentar a temperatura corporal, acelerando o metabolismo e aumentando a queima de gordura. A termogênese é um processo regulado pelo sistema nervoso e, interferências neste sistema, podem favorecer o emagrecimento.

O gengibre pode aumentar o gasto calórico em mais de 10%. No entanto, sabe-se que não existem milagres quando o assunto é perder peso. Para que o consumo de gengibre, com este objetivo, mostre resultado é necessário aliá-lo à dieta regrada e exercícios físicos.

Como consumir o gengibre

O gengibre pode ser consumido cru, em conserva, como chá de gengibre ou como óleo. Ele ainda é usado em alimentos e bebidas como agente aromatizante.

Chás: a infusão de pedaços frescos de gengibre é utilizada no tratamento de gripes, tosses e até mesmo resfriados. Além de ser um relaxante eficaz, hidrata o corpo e ajuda a eliminar as toxinas, podendo ajudar também no emagrecimento, devido à sua ação termogênica. O preparo consiste em deixar raízes, cascas ou talos de molho por cerca de 30 minutos e, após esse período, acrescentar água e levar o gengibre ao fogo por mais de 30 minutos.

Na panela: o gengibre pode ser utilizado no preparo de pratos doces e salgados da culinária. Pode ser encontrado desidratado, fresco, em conserva ou cristalizado. Cuide para não substituir uma forma pela outra nas receitas, pois seus sabores são distintos.

Sucos: tem ação anti-inflamatória, favorecendo a eliminação de toxinas do organismo. O suco gera mais disposição para o corpo.

Pedaços: mastigar as lascas de gengibre, assim como chupar a bala, ajuda a aliviar a rouquidão e irritações na garganta. Mas é preciso atenção, pois, elas somente mascaram a dor. O gengibre irá aliviar os sintomas até que o corpo se encarregue de curar a doença ou que seja necessária alguma conduta clínica.

Contraindicações para o consumo de gengibre

A princípio, o consumo do gengibre é seguro para a maioria das pessoas. A ingestão da raiz por gestantes é controversa. Alguns especialistas defendem que o gengibre pode afetar os hormônios sexuais do feto e até favorecer um aborto. Estudos sugerem, entretanto, que o risco de malformação em recém-nascidos de mulheres que faziam uso de gengibre não se mostrou mais elevado do que o normal.

A raiz também não tem relação com malformações ou partos prematuros. Mesmo assim, recomenda-se que o alimento seja evitado especialmente perto da data do parto, pois ele pode aumentar o risco de hemorragia. Não se sabe muito a respeito da segurança do consumo de gengibre no período de amamentação e, por isso, o ideal é que ele seja evitado.

O consumo de alimentos termogênicos, como o gengibre, não é recomendado para quem tem hipertireoidismo, visto que o metabolismo já está muito acelerado, o que aumenta o risco de perda de massa muscular. Além disso, crianças e gestantes, pessoas com cardiopatias, enxaqueca, úlcera e alergias não devem abusar dos alimentos termogênicos, pois eles podem levar ao aumento da pressão arterial, hipoglicemia, insônia, nervosismo e taquicardia. Não é indicado também por quem tem cálculo na vesícula biliar, pois aumenta a produção de bile o que requisitará mais trabalho da vesícula biliar.

Efeitos colaterais do consumo de gengibre

Há relatos de ardor no estômago, azia, diarreia e desconforto estomacal após o consumo de gengibre. Neste caso, ele deve ser excluído da dieta.

Riscos do consumo de gengibre

O gengibre pode favorecer hemorragias e, por isso, deve ser evitado por pacientes com distúrbios hemorrágicos. Além disso, a raiz mostrou piora em quadros de doenças cardíacas, devendo ser banidas da dieta, neste caso. O vegetal ainda diminui os níveis de glicose no sangue, podendo ser necessário o reajuste das doses de insulina por pessoas que sofram de diabetes.

Interações com o gengibre

O gengibre retarda a coagulação sanguínea, sendo contraindicado para pacientes que já fazem usos de medicamentos anticoagulantes por aumentar o risco de hematomas e sangramentos. A raiz ainda diminui os níveis de glicose no sangue, podendo ser perigosa para quem toma medicamentos para controle do diabetes. Como eles já tem a função de reduzir o açúcar no sangue, o consumo do vegetal pode reduzir ainda mais a glicemia, oferecendo perigo de hipoglicemia ao paciente.

Também devem se precaver indivíduos que fazem uso de medicamentos para diminuição da hipertensão. A raiz age de forma a diminuir a pressão arterial, que pode ficar muito baixa com o uso concomitante do remédio, oferecendo riscos cardíacos ao paciente.

Quantidades recomendadas de gengibre

Embora não exista uma quantidade adequada de ingestão estabelecida, estudos sugerem que benefícios podem ser alcançados com o consumo de 2 a 4 g de gengibre por dia.

Para obter os benefícios termogênicos do gengibre, o ideal é o consumo diário, mas dentro de um limite estabelecido para que o aumento do metabolismo não se torne prejudicial. No caso do gengibre, é recomendada uma fatia média ou uma colher de café da forma em pó.

Fontes consultadas:

U.S. Department of Agriculture, Agricultural Research Service. 2001.

USDA Nutrient Database for Standard Reference, Release 14.

Nutricionista Daniela Jobst, da clínica Nutri Jobst, em São Paulo.

Nutricionista Thatyana Freitas, da clínica Stesis, em São Paulo.

CAPÍTULO IV

Proteína além da carne: soja é rica em nutriente e diversifica a alimentação

O grão de soja é o principal aliado de quem não consome alimentos de origem animal; veja como incluir soja e outras fontes de proteína vegetal no cardápio.

Quem segue dietas à base de proteína ou prioriza este tipo de nutriente na alimentação costuma investir, em um primeiro momento, em alimentos de origem animal, como carnes, leite e ovos. A boa notícia para quem é vegano ou está em busca de uma dieta mais diversificada é que dá para encontrar outras opções ricas em proteína no reino vegetal. Estamos falando da soja, do feijão, do grão de bico, da lentilha e de outras leguminosas.

Apesar das opções citadas serem boas fontes de proteína vegetal, vitaminas e minerais, a soja ocupa o primeiro lugar do pódio. "A soja, perto das outras leguminosas, tem duas vezes mais proteínas. Ela é formada por 40% de proteína, sendo que as outras leguminosas têm em média 20%, como feijão, grão de bico e lentilha", aponta a nutricionista Ana Cristina Cabral, professora de Nutrição da Universidade Presbiteriana Mackenzie.

Por isso, o grão é indispensável àqueles que optaram por uma dieta sem carne e outros alimentos de origem animal, já que a soja é rica em aminoácidos essenciais, as moléculas formadoras das proteínas no organismo.

"As proteínas desempenham papel importante no nosso organismo, com função construtora, reparo tecidual, melhora do sistema imunológico, atividade enzimática e também regulação hormonal", explicam as nutricionistas Renata Pires Dotto e Camila Gonçalves Oliveira Chagas, professoras do curso de Nutrição da Universidade Anhembi Morumbi.

Além das proteínas, a soja possui outros nutrientes e componentes bioativos importantes para a nossa saúde, o que a torna um alimento funcional, com benefícios comprovados pela literatura médica. Entre eles, especialistas citam redução dos sintomas da menopausa, controle do colesterol ruim, prevenção de doenças cardiovasculares e controle de doenças crônicas, como diabetes e hipertensão.

Versatilidade no prato

Muito se fala sobre os benefícios da soja, mas qual é a melhor forma de consumi-la a fim de aproveitar todos os seus nutrientes? A vantagem do grão é justamente a sua versatilidade, ou seja, a possibilidade de se adaptar a diferentes tipos de receitas e pratos sem a perda nutricional. Você também pode comprar a proteína de soja pronta ou preparar o grão em casa, como faria com o feijão, por exemplo.

Como explicam as nutricionistas Renata Pires Dotto e Camila Gonçalves Oliveira Chagas, a soja pode ser consumida no formato de extrato vegetal hidrossolúvel (leite de soja); farinha integral ou kinako; tofu (queijo de soja); missô; natto (pasta de soja fermentada) e tempeh, além de derivados proteicos, como proteína texturizada de soja (PTS) ou proteína vegetal texturizada (PVT).

No caso da proteína texturizada de soja, que pode substituir as carnes branca e vermelha nas refeições, é possível preservar não só o alto índice de proteínas, mas também os demais nutrientes da soja, como gorduras poli-insaturadas, vitaminas e sais minerais, a exemplo de cálcio, ferro e zinco. Além de ser uma opção saudável, a proteína de soja pode compor diversas receitas tradicionalmente feitas com carne, como bolinhos, almôndegas, quibes e outros.

"O grão sozinho você pode usar na salada, acompanhando outros alimentos e legumes, com ervas frescas. Depois que cozinhar o grão, você também pode triturá-lo e transformá-lo em um patê, para servir de entrada. Dá para fazer muitas coisas. E além de tudo trata-se de um alimento que garante sustentação energética, porque tem amido e é rico em fibras", acrescenta a nutricionista Ana Cristina Cabral.

Soja e muito mais

Adotar um novo estilo de vida e, consequentemente, de alimentação requer variabilidade. Portanto, ao deixar de consumir carnes e demais alimentos de origem animal é fundamental investir em substituições e trocas saudáveis, incluindo a soja e também outras fontes de proteína vegetal, vitaminas e minerais.

É o caso de feijão, grão de bico, lentilha, ervilha seca, cogumelos e cereais, como a quinoa e o amaranto, além de oleaginosas, a exemplo de nozes, castanhas e amêndoas. Combinados à soja, tais alimentos enriquecem ainda mais o cardápio, garantindo saciedade e nutrição na medida certa. Basta ter uma mente curiosa e se dispor a provar novos sabores.

Vale lembrar que tudo isso deve ser acompanhado de perto por um nutricionista, especialista capaz de identificar algum tipo de deficiência nutricional e orientar cardápios completos e individualizados para cada pessoa.

"Quando alguém decide adotar uma dieta vegetariana ou vegana, é necessário que se faça uma transição alimentar, acompanhado por um nutricionista, para evitar a ocorrência de alguns problemas nutricionais, como as anemias e deficiências de zinco e vitaminas do complexo B", orientam as nutricionistas Renata Pires Dotto e Camila Gonçalves Oliveira Chagas.

CAPÍTULO V

Vitamina D: principais fontes, 11 sinais de deficiência e suplementação

Nutriente previne 17 tipos de câncer e pode ser um tratamento para doenças autoimunes

A vitamina D é um hormônio esteroide lipossolúvel essencial para o corpo humano e sua ausência pode proporcionar uma série de complicações. Afinal, ela controla 270 genes, inclusive células do sistema cardiovascular. A principal fonte de produção da vitamina se dá por meio da exposição solar, pois os raios ultravioletas do tipo B (UVB) são capazes de ativar a síntese desta substância. Alguns alimentos, especialmente peixes gordos, são fontes de vitamina D, mas é o sol o responsável por 80 a 90% da vitamina que o corpo recebe. Ela também pode ser produzida em laboratório e ser administrada na forma de suplemento, quando há a deficiência e para a prevenção e tratamento de uma série de doenças.

Esta substância ainda age na secreção hormonal e em diversas doenças crônicas não transmissíveis, entre elas a síndrome metabólica que tem como um dos componentes o diabetes tipo 2.

A vitamina D foi denominada desta forma em 1922, pois naquela época acreditava-se que ela só poderia ser obtida por intermédio da alimentação. Ela foi batizada de D por ter sido a quarta substância descoberta, depois das vitaminas A, B e C. A partir da década de 1970 os pesquisadores descobriram que a vitamina D poderia ser sintetizada pelo organismo, ou seja, na realidade ela é um hormônio, não uma vitamina.

Quanta vitamina D precisamos?

Segundo diversos estudos realizados recentemente, entre eles um da Universidade do Wisconsin, Estados Unidos, e outro da Universidade de Toronto, Canadá, a orientação para pessoas com mais de 50 quilos é consumir entre 5.000 e 10.000 unidades de vitamina D ao dia. O mesmo vale para as gestantes e lactantes.

No caso das crianças a orientação é ingerir até 1.000 unidades de vitamina D para cada 5 quilos de peso. Então, uma criança que pesa 30 quilos, por exemplo, pode ingerir até 6.000 unidades de vitamina D.

Como obter a vitamina D

Apesar de estar presente em alimentos de origem animal, estas comidas não possuem a quantidade de vitamina D que o organismo necessita. Por isso, para evitar a carência da substância é importante tomar de 15 a 20 minutos de sol ao dia. Braços e pernas devem estar expostos, pois a quantidade de vitamina D que será absorvida é proporcional a quantidade de pele que está exposta.

Ao se expor ao sol para obter a vitamina é importante não passar o filtro solar. Para se ter uma ideia, o protetor fator 8 inibe a retenção de vitamina D em 95% e um fator maior do que isso praticamente zera a produção da substância. Para evitar o câncer de pele, após os 15 a 20 minutos recomendados para obter a vitamina, passe o protetor solar.

As janelas também atrapalham a absorção da vitamina D. Isto porque os raios ultravioletas do tipo B (UVB), capazes de ativar a síntese da vitamina D, não conseguem atravessar os vidros.

A exposição ao sol da maneira recomendada irá proporcionar as 10 mil unidades de vitamina D. Como a exposição solar já irá proporcionar boas quantidades da substância, é importante que a necessidade do indivíduo seja analisada por um profissional da saúde a fim de saber se apenas o sol é   o suficiente ou se é preciso uma alimentação rica na substância ou suplementação.

Fontes de vitamina D

Todos os alimentos fontes de vitamina D são de origem animal porque as fontes vegetais não conseguem sintetizar a vitamina da maneira como os alimentos provenientes de animais. Até mesmo o alimento com as maiores quantidades da substância, o salmão, conta com somente 6,85% das necessidades diária de vitamina D em uma porção de 100 gramas. Por isso, tomar sol é fundamental para evitar a carência do nutriente.

Além disso, esses alimentos são bastante ricos em gordura saturada. Quando ingerido em grandes quantidades este lipídio sofre o processo de oxidação e há o risco do aparecimento de placas que podem inflamar as artérias sanguíneas, levando a doença vascular que pode comprometer o coração, os rins e o cérebro a longo prazo.

Alimento	Quantidade de vitamina D	Porcentagem do valor diário de vitamina D
Atum (100 gramas)	227 unidades	2,27%
Sardinha (100 gramas)	193 unidades	1,93%

Ovo (uma unidade)   43,5 unidades
0,43%

Queijo cheddar (50 gramas) 12 unidades
0,12%

Carne bovina (100 gramas) 15 unidades
0,15%

Fonte: Tabela do Departamento de Agricultura dos Estados Unidos.

Deficiência de vitamina D

A deficiência de vitamina D pode causar uma série de problemas de saúde. A falta dela aumenta o risco de problemas cardíacos, osteoporose, câncer, gripe e resfriado, e doenças autoimunes como esclerose múltipla e diabetes tipo 1. Em mulheres grávidas deficiência de vitamina D aumenta o risco de aborto, favorece a pré-eclâmpsia e eleva as chances da criança ser autista.

Infelizmente, cerca de 80% das pessoas que vivem em um ambiente urbano são carentes em vitamina D. Isto porque elas passam grandes períodos de tempo em locais fechados e não se expõem ao sol. Contudo, a deficiência pode ser revertida. É possível fazer esta correção do quadro por meio de suplementação, lembrando que esta alternativa é válida somente após a orientação médica, e/ou tomando sol sem proteção solar nos braços e pernas durante quinze a vinte minutos todos os dias.

Sinais de deficiência de vitamina D

A vitamina D é necessária para a manutenção do tecido ósseo, ela também influencia consideravelmente no sistema imunológico, sendo interessante para o tratamento de doenças autoimunes, como a artrite reumatoide e a esclerose múltipla, e no processo de diferenciação celular, a falta deste nutriente favorece 17 tipos de câncer. Veja outros benefícios:

1. *Depressão:* Baixos níveis da vitamina já foram associados a doenças cardiovasculares e neurológicas. Agora, psiquiatras do UT Southwestern Medical Center, no Texas, Estados Unidos, encontraram ligação entre baixos níveis de vitamina D e depressão. Os resultados foram publicados no periódico Mayo Clinic Proceedings.

Os pesquisadores, que trabalham no Cooper Center Longitudinal Study, examinaram os resultados de quase 12.600 participantes de estudos feitos entre 2006 e 2010. Depois de cruzarem os dados, eles descobriram que níveis mais elevados de vitamina D estavam associados a um declínio significativo do risco de depressão, em especial entre pessoas que já possuíam um histórico da doença. Os especialistas, entretanto, ainda não chegaram a uma quantidade exata do nutriente capaz de diminuir os sintomas da depressão.

2. *Problemas nos ossos:* A vitamina D é necessária para a absorção do cálcio pelos ossos. Pessoas com deficiência de vitamina D chegam a aproveitar 30% menos de cálcio proveniente da dieta. O cálcio é responsável por fortalecer ossos e dentes. A deficiência deste nutriente pode causar o raquitismo na infância e a osteoporose na vida adulta. Um exemplo da importância da combinação dessas duas substâncias é que sempre que a recomendação de suplementação de cálcio é recomendada ela é feita juntamente com a vitamina D para atuar na absorção do mineral.

Uma pesquisa feita pela Universidade de Zurique com 40.000 pessoas com mais de 65 anos observou que a suplementação de vitamina D reduz em 20% o risco de fraturas no quadril e em outras regiões com exceção da coluna vertebral.

3.Doenças do coração: A vitamina D participa do controle das contrações do músculo cardíaco, necessárias para bombear o sangue para o corpo. Além disso, ela permite o relaxamento dos vasos sanguíneo e influencia na produção do principal hormônio regulador da pressão arterial, a renina.

Uma pesquisa feita com 50.000 homens pelo Harvard School of Public Health durante dez anos observou que aqueles que tinham deficiência em vitamina D possuíam duas vezes mais chances de sofrer um ataque cardíaco do que os homens que não tinham a deficiência.

A falta da vitamina D pode levar ao acúmulo de cálcio na artéria, favorecendo o risco de formação de placas. Com todas essas questões, as chances de desenvolver doenças cardiovasculares como insuficiência cardíaca, derrame e infarto são maiores em pessoas com deficiência de vitamina D.

4.*Risco na gravidez:* A vitamina D é muito importante para as gestantes. No primeiro trimestre a falta dela pode levar a abortos. Em casos de abortos múltiplos no início da gravidez, pode ser que o sistema imunológico da mãe esteja rejeitando a implantação do embrião. Como a vitamina D age no sistema imunológico, ela pode corrigir este problema.

Além disso, no final da gravidez, a ausência da vitamina D pode causar a pré-eclâmpsia, doença na qual a gestante desenvolve a hipertensão. Afinal, esta substância influência na produção da renina, principal hormônio regulador da pressão arterial. A falta de vitamina D também aumenta as chances da criança ser autista, pois ela é importante para o desenvolvimento do cérebro do bebê.

Uma pesquisa publicada no The American Journal of Clinical Nutrition feita com mais de 1000 gestantes, observou que quando a mulher ingere a vitamina D os riscos de o bebê desenvolver problemas respiratórios diminuem.

Outro estudo feito pela Universidade da Carolina do Sul, dos Estados Unidos, com 500 gestantes observou que o suplemento de vitamina D previne problemas como diabetes gestacional, parto prematuro e infecções.

5.Diabetes: O fato da vitamina D influenciar a produção de renina também é interessante para prevenir o diabetes, pois a falta desta substância favorece a doença. Além disso, a produção de insulina pelo pâncreas requer a participação da vitamina D.

Como a diabetes tipo 1 é uma doença autoimune, a vitamina D torna-se interessante por ser um imunoregulador que inibe seletivamente o tipo de resposta imunológica que provoca a reação contra o próprio organismo.

Um estudo realizado pelo Institute of Child Health da Inglaterra acompanhou 10.000 crianças finlandesas desde o nascimento e observou que aquelas que receberam regularmente suplementos da vitamina tiveram 90% menos chances de desenvolver diabetes tipo 1.

6.Prejudica a força muscular: A vitamina D contribui para a força muscular, portanto, sua ausência leva a perda dessa força e aumenta o risco de quedas e fraturas. Uma pesquisa feita pela Universidade de Zurique com pessoas acima de 65 anos observou que o consumo de vitamina D pode diminuir o risco de quedas em 19%.

7.Doenças autoimunes: A vitamina D já está sendo utilizada no tratamento de doenças autoimunes, condição que ocorre quando o sistema imunológico ataca e destrói tecidos saudáveis do corpo por engano. A vitamina D é um imunoregulador que inibe seletivamente o tipo de resposta imunológica que provoca a reação contra o próprio organismo. O tratamento de doenças autoimunes com vitamina D é algo recente, mas é visto por especialistas como um grande avanço da medicina.

Algumas das doenças autoimunes que podem ser tratadas com altas doses de vitamina D são: esclerose múltipla, artrite reumatoide e problemas oftalmológicos que podem comprometer seriamente a visão do indivíduo e para os quais o tratamento costumava ser muito difícil.

O neurologista Cícero Galli Coimbra, professor associado e pesquisador da Universidade Federal de São Paulo (UNIFESP), já tratou cerca de 1.200 pacientes com esclerose múltipla e muitos outros com diferentes tipos de doenças autoimunes utilizando principalmente o tratamento com doses de vitamina D.

O tratamento pode não só evitar que a doença avance como também proporcionar a recuperação de sequelas recentes. Tudo irá depender da doença e do tempo que a pessoa tem as sequelas, por isso o quanto antes iniciar o tratamento, melhor.

É importante ressaltar que este tipo de tratamento com suplementos de vitamina D deve ser realizado somente por médicos, pois o consumo em excesso da substância por conta própria pode causar sérios problemas para a saúde.

Outro estudo publicado no Journal of The American Medical Association feito com 7 milhões de norte-americanos constatou que o consumo de suplementos de vitamina D está associado ao menor risco de esclerose múltipla.

8.Câncer: A falta de vitamina D favorece 17 tipos de câncer, como os de mama, próstata e melanoma. Isto ocorre porque a substância participa do processo de diferenciação celular, que mantém as células cardíacas como células cardíacas, as da pele como da pele e assim por diante. Desta maneira ela evita que as células se tornem cancerosas. Além disso, a vitamina D ainda promove a autodestruição das células cancerosas.

Por essas razões, alguns estudos mostraram que além de prevenir o câncer, o consumo de altas doses dessa substância pode ser eficaz no combate a determinados tipos de câncer. Porém, neste caso também é necessário que a ingestão dos suplementos de vitamina D sejam realizados com acompanhamento médico.

De acordo com o National Cancer Institute dos Estados Unidos há diversos estudos que apontam que a vitamina D é uma aliada no tratamento do câncer, especialmente do colorretal, de próstata e do seio. Porém, o instituto também diz que ainda são necessários mais estudos.

9.Autismo: Como a vitamina D é importante para o desenvolvimento do cérebro, ela ajuda a prevenir o autismo durante a gestação. Caso a pessoa tenha esta condição, continua interessante que ela obtenha a vitamina D, o que muitas vezes não ocorre facilmente por meio da exposição solar, fonte da substância, pois o indivíduo passa muito tempo em ambientes fechados.

Um estudo realizado pelo Children's Hospital Oakland Research Institute, nos Estados Unidos, observou que três hormônios do cérebro que afetam o comportamento social, serotonina, ocitocina e vasopressina, são ativados pela vitamina D.

10.*Gripes e resfriados:* Este benefício tem sido estudado com base em alguns problemas causados pela falta de vitamina D. Crianças com deficiência de vitamina D tem mais chances de desenvolver infecções respiratórias. Já adultos com menores quantidades de vitamina D contraem mais resfriados e problemas no trato respiratório.

Uma pesquisa publicada no The American Journal of Clinical Nutrition que contou com a participação de 340 crianças japonesas durante quatro meses observou que os riscos de contrair gripe diminuiram no grupo que ingeriu o suplemento de vitamina D.

11.*Risco de morte prematura:* Uma pesquisa publicada no Archives of Internal Medicine sugere que tomar suplementos de vitamina D podem reduzir as taxas de mortalidade. O estudo observou o resultado de 18 estudos que contaram no total com cerca de 60.000 participantes e constatou que o consumo de suplementos de vitamina D diminui em 7% o risco de mortalidade por qualquer causa.

Uso de suplemento de vitamina D

Os suplementos de vitamina D podem ser utilizados em casos de constatação de carência da substância ou no tratamento de algumas doenças. A falta do nutriente é constatada após exame de sangue.

É importante ressaltar que os suplementos só podem ser tomados após a orientação médica para o consumo dessas doses extras. Em alguns tratamentos são orientadas superdoses de vitamina D, ou seja, uma quantidade além do que é normalmente orientado. Nesses casos o consumo sempre é feito com orientação médica e é preciso observar o quanto de cálcio e líquidos a pessoa irá ingerir, sendo que o consumo do mineral pode precisar ser reduzido e o de líquidos aumentado.

Idosos e os suplementos: Pessoas mais velhas produzem menos vitamina D em resposta à exposição ao sol por questões metabólicas relacionadas à idade. A quantidade da substância produzida em uma pessoa de 70 anos é, em média, um quarto da que é sintetizada por um jovem de 20 anos. Por isso, é interessante que os idosos conversem com seus médicos sobre a possibilidade de consumir suplementos de vitamina D.

Recomendação: Ao ingerir os suplementos de vitamina D, para evitar problemas de saúde, especialmente nos rins, além do acompanhamento médico, é importante se hidratar e manter uma dieta balanceada.

Efeitos colaterais

Quando consumida dentro das quantidades recomendadas a vitamina D não tem efeitos colaterais. Porém, quando ingerida em excesso pode prejudicar os rins por causar o aumento da absorção de cálcio. Por isso, é importante que o consumo além do recomendado desta vitamina seja feito com acompanhamento médico.

Riscos do consumo em excesso de vitamina D

É importante destacar que o excesso de vitamina D só ocorre por meio da suplementação. Isto porque os alimentos não contam com quantidades grandes da substância e a obtenção dela por meio dos raios solares é regulada pela pele, que cessa a produção da vitamina quando atinge os valores necessários.

Porém, o excesso por meio dos suplementos sem a orientação médica pode ser muito perigoso. Há o risco de ocorrer a elevação da concentração de cálcio no sangue e isso pode provocar a calcificação de vários tecidos, sendo que os mais afetados são os rins, que podem chegar a perder sua função.

Interações

Quando consumida dentro das quantidades recomendadas a vitamina D não interage com nenhuma outra substância. Porém, quando ingerida em excesso pode levar a alta absorção de cálcio, por isso que o consumo de vitamina D além do recomendado só pode ser feito com orientação médica.

Fontes consultadas:

Neurologista Cícero Galli Coimbra, professor associado e pesquisador da Universidade Federal de São Paulo.

Nutricionista Rúbia Gomes Maciel, da empresa Natue.

Nutricionista Natielen Jacques Schuch, professora do Centro Universitário Franciscano.

CAPÍTULO VI

Limão: 16 benefícios e como usar para emagrecer

E mais: descubra os mitos associados ao limão e seus riscos

O limão é muito popular e pode ser consumido em doces, salgados, em bebidas e há até mesmo quem goste de consumi-lo puro. A nutróloga Paula Flecher afirma que existem cerca de 100 espécies de limão ao redor do mundo, mas no Brasil, temos quatro que se destacam entre os mais consumidos.

Tipos de limão

Taiti: "É o menos ácido e o mais encontrado no país. Para identificá-lo no mercado é fácil, a casca é fina e é aquele que tem poucas sementes, com formato mais arredondado. Por ser bastante suculento, é ideal para limonadas e drinks como a caipirinha", afirma Paula.

Cravo: Também conhecido como limão caipira ou limão rosa, a nutróloga afirma que ele tem sabor e aroma bem característicos. A casca é alaranjada e tem nervuras. É boa opção para marinar carnes e temperar saladas.

Galego: "É aquele limão menor, com a casca mais fina e verde clara, de formato bem arredondado. Mas não se engane pelo tamanho, apesar de pequeno é bem suculento. A acidez não é muito forte, o que torna esse tipo indicado para uma variedade grande de receitas como sorvetes, molhos, temperos, drinques, doces e sucos. Foi muito usado na verdadeira caipirinha de cachaça, mas pela sua falta acabou sendo substituído pelo Taiti", explica a nutróloga.

Siciliano: Pode ser conhecido como limão eureka ou limão lisboa. "É o tipo mais antigo do mundo, sua casca é amarelada e bem grossa e possui formato mais alongado. Ele não é muito suculento como os outros, e seu sabor é bem ácido, o que faz dele matéria prima ideal para molhos e para dar sabor a pratos requintados como risoto", diz Paula.

Valores nutricionais

Os tipos se diferem mais pela acidez e sabor. Nutricionalmente não há grandes diferenças entre eles, conforme tabela abaixo:

Limão sem casca e sem semente

Quantidade	1 limão
Água (%)	89
Calorias	15
Proteína (g)	1
Gordura (g)	Traços
Ácido Graxo Saturado (g)	Traços
Ácido Graxo Monoinsaturado (g)	Traços
Ácido Graxo Poli-insaturado (g)	0,1
Colesterol (mg)	0
Carboidrato (g)	5
Cálcio (mg)	15

Fósforo (mg)	9
Ferro (mg)	0,3
Potássio (mg)	80
Sódio (mg)	1
Vitamina A (UI)	20
Vitamina A (Retinol Equivalente)	2
Tiamina (mg)	2
Riboflavina (mg)	0,01
Niacina (mg)	0,1
Ácido Ascórbico (mg)	31

Benefícios do limão

Segundo a nutróloga, todos esses tipos contém limoneno, uma substância com propriedades cancerígenas, o que torna o consumo do limão benéfico à saúde. Confira todos os outros benefícios do consumo do limão:

Auxilia na digestão: A nutricionista Thayana Kirchhoff explica que o suco de limão tem estrutura similar aos ácidos do estômago, o tornando capaz de estimular o organismo na produção de enzimas digestivas, além de estimular a produção de bile, fluido produzido pelo fígado responsável pela digestão de gorduras.

Melhora a aparência da pele: A nutricionista Thayana explica que devido a grande quantidade de antioxidantes, o limão ajuda na produção de colágeno, além de combater os radicais livres. Ela recomenda a ingestão diária de um copo de água com limão para uma pele mais viçosa.

Reduz riscos de câncer esofágico: "Quem sofre de refluxo gastroesofágico aumenta o risco de câncer esofágico devido à irritação crônica da mucosa. Neste sentido, ao controlarmos a alimentação, mantendo sempre uma boa digestão diminui as chances de a doença progredir para um câncer. Como o limão ajuda na digestão, podemos dizer que seu uso na prevenção de problemas de esôfago é importante", explica Thayana.

Melhora o humor: De acordo com a nutricionista, o intestino em equilíbrio favorece a produção de vários neurotransmissores que melhoram o humor. Então, é importante consumir alimentos que contribuem para bom funcionamento de todo o trato gastrointestinal. O limão ajuda a eliminar toxinas do organismo, melhora o funcionamento do fígado e estimula a boa digestão, fazendo com que todo o trato gastrointestinal trabalhe em harmonia. Havendo esse equilíbrio, é possível produzir serotonina adequadamente que junto a outros alimentos fontes de triptofano são capazes de melhorar o humor. O limão é uma peça chave para a saúde intestinal.

Ameniza a ansiedade: Com o intestino em equilíbrio, a serotonina é produzida em boa quantidade, o que consequentemente ajuda a diminuir a ansiedade. "Também precisamos de alguns nutrientes-chaves que acalmam o sistema nervoso, como por exemplo, o magnésio. O limão, além de auxiliar no equilíbrio intestinal e produção de serotonina, também possui os minerais como magnésio, potássio, cálcio e fósforo. Portanto, esta combinação é perfeita para acalmar os nervos", complementa a Thayana.

Diminui sintomas de doenças respiratórias: A nutróloga Paula Flecher afirma que indivíduos que consomem vitamina C, têm 70% menos chance de contrair doenças respiratórias crônicas, como asma e bronquite, do que aqueles que não o fazem. Além disso, em um estudo publicado na Revista The Lancet, baixas doses de vitamina C, em torno de 60 mg/dia, podem ser eficazes para a melhoria dos sintomas de infecções virais agudas do trato respiratório.

É um anti-inflamatório natural: "Os principais nutrientes do limão são vitamina C, ácido cítrico, diversos bioflavonoides, vitaminas do complexo B, folato, cálcio, ferro, magnésio, fósforo, potássio e fibras. Tanto a vitamina C quanto a vitamina B5 encontradas no limão tem importantes propriedades anti-inflamatórias" exemplifica Paula.

Previne o mau hálito: A nutróloga afirma que algumas gotas de limão são capazes de estimular as glândulas salivares a produzirem mais saliva, mantendo a mucosa bucal lubrificada e reduzindo a halitose.

Acelera o processo de cicatrização do corpo: "O limão é rico em vitamina C, nutriente extremamente importante na cicatrização dos tecidos, especialmente na regeneração do colágeno da pele. Além disso, a vitamina C é o mais importante antioxidante do corpo e seu consumo evita o estresse oxidativo, prevenindo o envelhecimento precoce", informa Paula.

Efeito anticancerígeno: "O limão contém 22 compostos diferentes com ação anticancerígena, incluindo o limoneno, um óleo que retarda ou paralisa o crescimento de tumores em animais, e glicosídeos de flavonol que cessam a divisão celular em células cancerosas", afirma nutróloga Tamara Mazaracki.

Alivia dores de dente e na gengiva: "Já que a inflamação aumenta a dor no organismo, todo alimento anti- inflamatório tem a capacidade de amenizar a dor. O limão possui propriedades que combatem as bactérias e que agem como antissépticas, o que permite aliviar a inflamação e, assim, diminuir as dores no dente e na gengiva em pouco tempo", esclarece Thayana.

Previne o envelhecimento precoce: A nutricionista afirma que o consumo do limão além de estimular o colágeno, possui substâncias antioxidantes que melhoram a imunidade e prolongam a vida da célula. "Sabemos que o excesso de radicais livres gera doenças e morte celular, portanto, podemos afirmar que o consumo regular de limão auxilia na longevidade celular e previne o envelhecimento precoce se o indivíduo também adotar bons hábitos alimentares no geral. Mas não adianta, por exemplo, tomar limão regularmente, ser sedentário e se entupir de açúcar. Um alimento sozinho não é capaz de fazer milagres no organismo", ressalta.

Melhora absorção do ferro: Thayana explica que o consumo do limão também é eficaz para auxiliar na absorção do ferro, isso acontece devido ao alto teor de vitamina C presente no limão.

Auxilia na prevenção de cálculos: Tamara explica que o ácido cítrico presente no suco de limão ajuda a dissolver os cálculos biliares, os depósitos de cálcio nos vasos sanguíneos e as pedras nos rins. Além disso, é eficaz para diluir e eliminar o ácido úrico, o cristal causador da gota.

Pode auxiliar no controle da pressão arterial: De acordo com o nutricionista Carlos Cristovão, o limão contém potássio que ajuda a melhorar a contração e isso melhora a circulação sanguínea. Mas Carlos alerta "Temos que tomar alguns cuidados, não podemos generalizar o uso desse alimento porque ele pode acabar sendo prejudicial à saúde por causa do excesso. Se a pessoa tem problema nos rins ou refluxo, por exemplo, isso já é descartado, não é interessante. Então tem que ter bom senso".

O limão ajuda a emagrecer

A nutricionista Thayana explica que o ácido cítrico do limão tem ação adstringente, agindo como se fosse um detergente dissolvendo toxinas e gorduras. Melhorando o metabolismo das gorduras e diminuindo a síntese de colesterol e de triglicérides, isso favorece o funcionamento do metabolismo e do organismo como um todo, facilitando a perda e a manutenção do peso.

Já a nutróloga Tamara afirma que a naringenina, um flavonoide encontrado em cítricos, apresentou grande potencial para prevenção da obesidade e da síndrome metabólica de acordo com um estudo realizado por pesquisadores canadenses e publicado na revista Diabetes, da American Diabetes Association.

O estudo feito com camundongos mostrou que os animais que tiveram a alimentação enriquecida com naringenina apresentaram melhora dos níveis de colesterol e triglicerídeos, assim como uma redução da resistência à insulina e o metabolismo da glicose normalizado, um dos fatores que influencia diretamente o emagrecimento. Não houve restrição calórica e nem de gordura administrada às cobaias. Dois grupos de camundongos foram alimentados da mesma maneira, mas somente um deles teve o flavonoide adicionado à alimentação e este grupo não desenvolveu obesidade e outras disfunções metabólicas.

Mitos sobre o limão

Todo mundo tem aquela receitinha caseira, passada de geração em geração, que utiliza o limão para outros meios que não seja alimentação. Mas, algumas delas não são de fato eficazes e ainda podem causar danos a quem a realiza.

Passar limão nas axilas: A prática é realizada com o intuito de evitar que estas fiquem com mau cheiro. Este método é utilizado com o intuito de tornar o pH das axilas mais ácido e interferir na replicação de bactérias, responsáveis pelo mau cheiro. Porém, Paula Flecher afirma que o método não é eficaz e ainda pode causar manchas na pele.

Usar limão para diminuir manchas na pele: Esse é bastante comum, em especial quando se trata do rosto com manchas causadas por acne. De acordo com a nutricionista, a prática é muito perigosa podendo manchar ainda mais a pele se exposta ao sol e até desencadear problemas mais sérios como queimaduras.

Congelar o limão: Este processo é feito como meio de potencialização de seus efeitos no organismo. Até então a recomendação era congelar o limão, com casca e tudo, e após o seu congelamento passá-lo pelo ralador para facilitar seu consumo. O resultado prometido é o tratamento de tumores, diabetes e a redução de peso. Porém, Carlos Cristovão garante que a congelar o limão não funciona e pode até fazer com que seu potencial seja reduzido. O único benefício encontrado no limão até então é a sua durabilidade prolongada.

Consumo e armazenamento

Não é somente a polpa do limão que é apropriada para o consumo, as folhas do limão também são recomendadas e contam com ótimos benefícios. Pode ser utilizada para fazer chá e a folha também pode ser usada seca. A folha seca pode ser guardada, pois ela não estraga. O chá é   cítrico e ele tem uma quantidade de óleos essenciais, que são benéficos para o organismo. A folha de limão ajuda em problemas gástricos, como gases e aumenta a imunidade a doenças. É bom para o sangue porque ela tem antioxidantes e um efeito anti-inflamatório que ajuda na irritação dos pulmões, então é aconselhado usar para quem tem problemas através de vias respiratórias, explica Carlos.

Segundo o nutricionista, o chá é muito simples de preparar "basta colocar água e algumas folhas de limão, uma média de 200ml ou 300ml de água fervente, tampar e deixar abafar. Aquele vapor que fica em cima da tampa é um óleo essencial. O ideal é deixá-lo cair de volta no chá, assim você pode tomá-lo sem adoçar, que seria o ideal, ou até mesmo adoçar com mel".

Além das folhas, a casca do limão também é indicada para o consumo e é possível colocá-la em qualquer receita, geralmente consumidos em raspas. "Se puder dar preferência aos orgânicos é melhor, pois é mais saudável porque não tem química. Se não conseguir um alimento orgânico, o ideal hoje é higienizar antes do consumo, lavar os limões com água e sabão, fazendo uso de uma escova e deixar ele em média uns 15 minutos de molho na água com hipoclorito ou usar para cada 1L de água, uma colher de água sanitária e deixar o alimento imerso por 15 minutos. Depois, é só lavar bem de novo, para poder fazer o uso dessa casca", recomenda Carlos.

Assim como as folhas, a casca do limão também pode ser utilizada no preparo de chás e garante um aroma fresco e agradável. Além disso, o nutricionista afirma que a casca do limão tem diversos minerais, como ferro, cobre, magnésio, cálcio, zinco, vitaminas, carboidratos, gordura, lipídios e até proteína. "Ela também possui fibras que são importantes, tanto para a flora intestinal, quanto para constipação. Quando estamos com o intestino preso, acabamos usando como forma de ajudar o organismo a trabalhar melhor", recomenda.

As recomendações de armazenamento são simples. Carlos propõe que seja um local limpo e seco, onde não tenha nenhum tipo de umidade para que o limão dure mais à medida que ela vá amadurecendo. Outra boa solução do nutricionista é guardar na geladeira, pois assim ele pode durar um pouco mais. "Mas é o mesmo caso, ele deve ser guardado seco. Vale lembrar que se guardarmos o limão a 15 graus, a durabilidade dele será de aproximadamente 4 meses, e isso é resfriamento, deixando-o guardado dentro da geladeira, não dentro do freezer", explica Carlos.

CAPÍTULO VII

Aveia: benefícios do cereal e como consumir

O alimento ainda ajuda a garantir saciedade e reduz o colesterol

O que é a aveia

A aveia (Avena L.) é uma planta pertencente à família Poaceae. Seu gênero é composto por aproximadamente 450 espécies, sendo as mais cultivadas a Avena sativa e Avena byzantina. Cereal rico em fibras que pode ser encontrado na forma de farinha, flocos e farelo.

O cereal em si não contém glúten, mas como na maior parte do mundo ele é processado junto ao trigo, é considerado um dos alimentos perigosos para os celíacos. Por isso, é importante sempre verificar a embalagem, pois se ele contiver traços dessa proteína, deverá constar na embalagem "contém glúten".

Principais nutrientes da aveia

Aveia   -   Por 30 g (uma porção)

Calorias	*118,2 kcal*
Carboidratos	*20,1 g*
Proteínas	*4,2 g*
Lipídios	*2,4 g*
Fibras	*2,73 g*
Cálcio	*14,4 mg*
Potássio	*100,8 mg*
Ferro	*1,32 mg*
Fósforo	*45,9 mg*
Magnésio	*35,7 mg*

Sódio	*1,5 mg*
Zinco	*0,78 mg*

Fonte: Tabela Brasileira de Composição dos Alimentos / Taco - versão 2, UNICAMP (convertida para a porção de 30 g)

O grande diferencial da aveia são suas fibras, mas aqui ela ganha pela qualidade, e não pela quantidade, principalmente devido às beta-glucanas, que traz diversos benefícios ao organismo, como veremos a seguir. No quesito quantidade, é preciso consumir 25 gramas de fibras ao dia, em uma dieta de 2 mil calorias, e o cereal contém 2,73 g a cada porção. Portanto, isso corresponde a 11% das nossas quantidades diárias. Veja qual porcentagem do Valor Diário* de alguns nutrientes ela também carrega:

13% de magnésio

11% de zinco

9% de ferro

8% de proteínas

6% de fósforo

6% de carboidratos

1,4% de cálcio

*Valores Diários de referência para adultos com base em uma dieta de 2.000 kcal ou 8.400 kJ. Seus valores diários podem ser maiores ou menores dependendo de suas necessidades energéticas.

Benefícios da aveia

Traz saciedade A aveia possui dois tipos de fibras: uma parte são fibras insolúveis, como a celulose, que as enzimas do nosso corpo não conseguem "quebrar". No entanto, o destaque do cereal são suas fibras solúveis, as beta-glucanas, que são parcialmente digeridas pelo intestino. Elas pegam a água que está no órgão e a "sugam". Dessa forma, elas crescem de tamanho e vão formando um gel que forra a parede do estômago e do intestino, retardando o esvaziamento gástrico e prolongando a saciedade. Sendo assim, o consumo de aveia é interessante para quem faz dieta.

Mantém o intestino em ordem Uma das funções mais conhecidas da aveia é a de regular esse órgão. As grandes quantidades de fibras do alimento, quando entram em contato com a água, formam um gel que estimula o funcionamento do trânsito intestinal. Além disso, as fibras do tipo beta-glucana estimulam o crescimento da microbiota intestinal, ou seja, dos probióticos. Isso ocorre porque ela serve como "comida" para os lactobacilos. Quando as bactérias proliferam em cima dessas fibras, existe a produção de uma substância, o ácido butírico, que estimula os movimentos do intestino (chamados de peristálticos). O órgão, por sua vez, quando está sendo estimulado, elimina as substâncias tóxicas mais rápido e estimula a renovação celular. Isso diminui a chance de câncer intestinal.

Uma equipe de pesquisadores ingleses do Imperial College analisou vinte e cinco estudos que envolviam mais de duas milhões de pessoas e chegou à conclusão de que a alta ingestão de fibra alimentar, particularmente de cereais e grãos integrais, como a aveia, está associada com a redução do risco de câncer colorretal. A cada adição de 10 g por dia de grãos integrais no total de fibras ingeridas, constatou-se uma redução de 10% no risco da doença.

Ajuda a defender o organismo A aveia não tem uma ação direta na nossa imunidade, porém, por melhorar o trânsito intestinal, ela pode aumentar as defesas orgânicas do nosso corpo, uma vez que contribui para a saúde da flora intestinal. Afinal, 60% do total de imunoglobulinas do nosso corpo estão nele!

Toda vez que estimulamos a microbiota intestinal, acabamos produzindo mais anticorpos, o que melhora a imunidade.

Previne doenças crônicas

O cereal também age no controle da glicose e do colesterol. Assim como o gel que as beta-glucanas formam ao entrar em contato com a água, a glicose e o colesterol ficam mais tempo "presos" nesse gel, para depois serem absorvidos. No caso dos açúcares, isso diminui o tempo de absorção dos carboidratos, melhorando os níveis glicêmicos. Por isso, o consumo de aveia é recomendado aos diabéticos. A ingestão do cereal, especialmente na forma de farelo, também é benéfico para quem tem colesterol alto, já que há uma diminuição em até 10%.

Não existem estudos suficientes de que a aveia ajuda no controle da hipertensão, no entanto, sabemos que ela é rica em potássio, mineral importante para modular a pressão arterial, evitando a retenção de líquidos.

Faz bem para a pele

Como é um alimento rico em silício e proteínas, o consumo de aveia também é bom para a renovação de tecidos, como a pele. Isso ajuda nas divisões celulares e deixa o tecido com uma melhor aparência, além de mais saudável.

Traz mais bem-estar

Por ser uma fonte proteica, a aveia contém triptofano, um precursor da serotonina, neurotransmissor responsável pelo controle do nosso humor, conhecido como amigo do bem-estar). Para a conversão de um para o outro, é necessária a ação de uma enzima, que só funciona bem quando os níveis de alguns nutrientes estão adequados, entre eles, o magnésio, encontrado também em boa quantidade no cereal. Sendo assim, a aveia pode ser uma aliada extra no combate à tristeza e até mesmo da depressão.

Como consumir

A aveia é vendida na forma de farinha, flocos (finos e grossos) e farelo. Ela pode ser consumida junto com as frutas de sua preferência ou adicionada aos sucos, shakes e às vitaminas. A aveia também pode fazer parte da preparação de bolos, tortas (doces e salgadas), pães, biscoitos, cookies, empanados, bolinhos e farofa. Outra forma de utilizá-la é no mingau, ela dá a consistência ao leite sem a necessidade do uso de amido de milho para engrossar.

Quantidade recomendada de aveia

Estudos demonstram que 30 gramas, ou seja, aproximadamente três colheres de sopa de aveia diariamente é o suficiente para obter os benefícios do cereal. Por causa do alto teor de fibras, o consumo deve ser acompanhado da ingestão de líquidos.

Comparação com outros alimentos

A aveia é uma ótima fonte energética, sendo que sua porção de 100 g conta com 67 g de carboidratos, perdendo apenas da quinoa, com 68,8 g e do farelo de trigo com 76 g na mesma porção.

Quando se trata em fibras, a aveia é um alimento que detém uma quantidade significativa deste nutriente. Uma porção de 30 g contém 2,7 g da substância, contudo, comparativamente, a linhaça possui um quantidade 3 vezes maior. Porém, é importante considerar que a aveia carrega especificamente as beta-glucanas, tipos de fibras que têm diversas propriedades importantes para a saúde.

Apesar de ter menos minerais do que outros cereais, como podemos ver na tabela abaixo, a aveia ganha do arroz integral, a versão completa do arroz branco, um dos grãos mais consumidos no nosso dia. O indicado é o consumo de 86 g desse alimento, o que equivale a 2 colheres de sopa. Essa porção tem 0,285 mg de ferro e 4,3 mg de cálcio, contra 1,32 mg e 14,4 mg respectivamente desses minerais contidos em 30 gramas de aveia. Ou seja, comparando as porções recomendadas, a aveia contém 3 vezes mais cálcio e 5 vezes mais ferro.

Nutrientes (100 g do grão)	Aveia	Arroz Integral	Farelo de Trigo	Quinoa	Amaranto	Linhaça
Calorias	394 kcal	360 kcal	360 kcal	380 kcal	373 kcal	495 kcal
Carboidratos	67 g	77,5 g	76 g	68,8 g	64 g	43,3 g
Proteínas	14 g	7,3 g	10 g	13,11 g	13,5 g	14,1 g

Gorduras	8 g	1,9 g	2 g	5,77 g	6,89 g	32,3 g
Fibras	9,1 g	4,8 g	2 g	6 g	6,67 g	33,5 g
Cálcio	48 mg	8 mg	18 mg	129 mg	160 mg	211 mg
Potássio	336 mg	75 mg	740 mg		509mg	869 mg
Fósforo	153 mg	106 mg	411 mg		558 mg	615 mg
Magnésio	119 mg	59 mg	211 mg		249 mg	347 mg
Ferro	4,4 mg	0,3 m	9,33 mg		7,5 mg	4,7 mg

Fonte: Tabela Brasileira de Composição dos Alimentos / Taco - versão 2, UNICAMP

Contraindicações

O consumo de aveia é contraindicado para quem tem a doença celíaca, que é causada pela intolerância ao glúten, uma proteína encontrada na aveia (por contaminação do trigo) e em outros alimentos, que provoca dificuldade no organismo de absorver os nutrientes, vitaminas, sais minerais e água. Pessoas que possuem intolerância alimentar também devem evitá-la.

Quem tem síndrome do intestino irritado não deve consumir aveia, pois, por causa da inflamação, precisa de alimentos de fácil digestão. O consumo de muita fibra provoca ainda mais irritação, pois o alimento permanece mais tempo no intestino.

Já as pessoas que possuem intestino muito acelerado também devem evitá-la, pois a aveia possui muitas fibras e ajuda a acelerar ainda mais o trânsito intestinal.

Além disso, a aveia não é recomendada para crianças com menos de seis meses, porque o teor de fibras desse alimento é muito alto e a criança ainda não tem um aparelho digestivo que consegue digerir de forma eficiente a aveia.

Riscos do consumo em exagero

O excesso de consumo da aveia pode causar intolerância alimentar ou flatulência. Todo alimento em exagero pode criar uma intolerância, isso é individual de cada um. Além disso, como todo item rico em fibras, precisamos de maior quantidade de água para ajudar na digestão, senão é possível criar gases. O excesso de fibras na alimentação também diminui a absorção de zinco e cálcio.

Fontes Consultadas:

Nutricionista Roseli Rossi, especialista em Nutrição Clínica da Clínica Equilíbrio Nutricional, em São Paulo.

Nutricionista Janice Chencinski, de São Paulo.

Nutrólogo Roberto Navarro (CRM SP 78.392), membro da Associação Brasileira de Nutrologia (Abran).

CAPÍTULO VIII

Cores dos vegetais e seus nutrientes: conheça as variações pouco conhecidas

Você já viu berinjela branca, couve-flor amarela, batata-doce laranja e milho roxo? Entenda por que dificilmente os encontramos nos supermercados.

Cores dos vegetais e seus nutrientes: conheça variações pouco conhecidas

A importância de uma alimentação variada para nossa saúde não é novidade, principalmente quando falamos de vegetais. Trazer mais cores naturais para nosso prato é um excelente indicativo de nutrição mais garantida.

Quando falamos de diferentes cores dos vegetais, estamos mencionando também do mesmo vegetal. Existe berinjela branca, couve-flor amarela, batata-doce laranja, rabanete-melancia, laranja sanguínea (vermelha), milho roxo, e etc.

Vegetais podem aparecer em cores variadas, como é o caso da berinjela

CULTIVO EM LARGA ESCALA = MENOR VARIEDADE DOS TIPOS E CORES DOS VEGETAIS

Primeiro, é importante explicar porque os vegetais têm cores. Elas são resultado de certos nutrientes específicos das plantas que aparecem como determinadas cores, dependendo da combinação e proporção em cada uma delas. Alguns dos fitonutrientes mais conhecidos, que têm influência direta nas cores dos vegetais, são o betacaroteno (cores amarela e laranja), clorofila (verde) e antocianina (vermelho, roxo e preto).

O curioso é que os vegetais podem aparecer naturalmente com cores variadas, muitas vezes da mesma espécie e no mesmo plantio. Então porque será que nos mercados as cenouras são sempre laranjas, as batatas sempre amarelas-claras, as alfaces sempre verdes e os tomates sempre vermelhos?

Com as formas de cultivo convencional em larga escala, foi-se diminuindo a variedade dos tipos de vegetais cultivados, não apenas em termos das cores, quanto também por conta da facilidade de cultivo, do tempo de duração e resistência ao transporte em grandes distâncias e, enfim, da aceitação do consumidor.

Existem casos curiosos como o da cenoura que ganhou a cor laranja como oficial em homenagem à monarquia holandesa. E também outras matizes que são criadas a partir de polinização cruzada ou por manipulação genética. Além disso, em partes variadas do mundo, dependendo do clima, qualidade do solo, forma de cultivo, e outras variabilidades, os vegetais podem ter um visual distinto, mesmo sendo da mesma espécie, ou ainda, desenvolver novas espécies.

SEMENTES CRIOULAS: ENTENDA A IMPORTÂNCIA

Quando exploramos o universo das sementes crioulas, ou seja, de espécimes que não sofreram grande impacto da manipulação e cultivo humano, percebemos que estamos perdendo um grande potencial de cores, sabores, e nutrição em nome da agricultura de monocultura em larga escala com grande uso de aditivos e defensivos químicos.

Um bom local para começar a explorar variedades coloridas de vegetais mais conhecidos são as feiras e mercados orgânicos, biodinâmicos, ou ainda de agrofloresta. Os produtores têm investido cada vez mais em aumentar a oferta de variedades pouco consumidas dos vegetais mais conhecidos, e ainda apresentar novos vegetais pouco cultivados e, portanto, menos conhecidos e consumidos. Assim você terá a possibilidade de aproveitar esses alimentos com grande poder nutritivo e tornar nossa alimentação ainda mais interessante e prazerosa.

CAPITULO IX

Alimentação consciente: alem do prato

Mais do que atenção ao que você come, reflita sobre o que seu corpo, sua mente e sua energia precisam

Você está realmente se alimentando ou só comendo? Já parou pra pensar sobre isso? Alimentar-se não é apenas ingerir alimentos para cessar a fome, mas perceber o que o seu corpo, sua mente e sua energia precisam. Comida é apenas algo que você ingere para matar a fome, já o alimento é qualquer coisa que você consuma que te traga energia. Isso pode parecer um pouco estranho, mas vou explicar.

Primeiramente precisamos entender que o alimento dentro do nosso corpo é muito mais do que calorias que vão ser distribuídas para que o nosso metabolismo funcione e assim possamos fazer nossas atividades diárias e termos saúde. Isso é importante, mas é apenas uma pequena parte do que o alimento causa no nosso sistema.

Meditação para comer melhor

O alimento que escolhemos está diretamente ligado às nossas emoções, à qualidade da nossa mente, à nossa energia diária, aos nossos pensamentos e estilo de vida, influenciando assim diretamente a nossa saúde individual.

ALIMENTAÇÃO E PRANA

Existe uma forma de energia sutil chamada prana, responsável pela vida de todos os seres vivos. Porém, se vivemos uma vida de excessos e ingerindo alimentos com pouca energia há um desalinhamento onde as energias densas são retidas, causando enfermidades no corpo como obesidade, hipertensão, doenças cardíacas, além de emoções e pensamentos negativos, ansiedade, depressão e insônia.

Dessa forma, quanto mais fresco, puro e com vida for o alimento, mais prana estamos ingerindo. Por isso uma alimentação vegetariana, com vegetais, frutas, grãos, legumes, evitando alimentos industrializados, é sempre uma alimentação com mais prana.

NUTRINDO O CORPO

Outra questão muito importante é perceber o que nosso corpo está precisando. Para cada organismo é necessário um tipo de alimentação, e mais que isso, para cada situação ou emoção, isso muda também.

Não faça dieta, mude sua relação com a comida

Atualmente com tantas dietas da moda é comum nos apegarmos a padrões já pré-estabelecidos. Mas o que importa é: o que o meu corpo está precisando agora? O nosso corpo é muito inteligente ele realmente vai nos alertar sobre o que ele precisa mais. Se estamos tensos ou felizes, se é verão ou inverno, nosso corpo pede algo diferente.

Conexão entre comida e sustentabilidade

Além disso, a alimentação também compreende a compra, preparação, aceitação e ato de comer. Por isso é muito importante percebermos qual impacto estamos causando no ambiente com aquela refeição. Quanto de água e terra esta sendo desperdiçada para que estejamos com aquele alimento.

O alimento que escolhemos está diretamente ligado às emoções e à energia diária, influenciando assim diretamente nossa saúde individual.

É importante também nos alimentarmos em lugares tranquilos, com pessoas agradáveis, assuntos leves e sempre com gratidão por aquele alimento. Dessa forma estabelecemos uma conexão não só com o alimento, mas com o planeta e com nós mesmos.

Nutrindo a mente

E por fim, temos formas sutis de alimentar a mente. Hoje em dia já têm muitos estudos comprovando os benefícios da meditação e da respiração consciente, impactando no nosso cérebro e consequentemente no nosso dia a dia. Essas técnicas contribuem para uma mente mais focada, dinâmica, ativa e em paz.

O que você come muda o mundo

Com tantas atribuições e a vida corrida, precisamos de ferramentas que nos façam ter energia e manter a saúde física e mental, nos livrando de estresse e ansiedade. Estudos comprovam também que, 20 minutos de meditação diária equivalem a 4 horas de descanso mental. Que tal dedicar 20 minutos do seu dia para nutrir a sua mente?

Podemos então definir que, alimentação consciente é uma alimentação integral; ou seja, onde se observa o que se come, de onde vem, o impacto daquele alimento em você e no planeta e percebendo através da consciência suas emoções, hábitos e necessidades reais, para ter um corpo e mente saudáveis. Alimentação tem a ver com saúde, sustentabilidade, compaixão e espiritualidade.

CAPÍTULO X

Kiwi: benefícios da fruta; como consumir

Conheça mais sobre a fruta que tem poucas calorias, melhora a imunidade e regula o intestino

Originário da China e hoje difundido no mundo todo, o Kiwi é uma fruta originalmente cultivada em clima temperado, fonte de fibras e rica em vitamina K e vitamina C.

O ideal para incluir ainda mais o kiwi na alimentação é aproveitar a sua época: o outono, quando as frutas têm melhor qualidade e melhores preços. ([1, 2])

Nutrientes do kiwi

O kiwi possui pectina, uma fibra importante para controlar os níveis de colesterol no sangue. O alimento não possui colesterol e contém magnésio, cobre, vitamina B6, niacina, vitamina A, riboflavina, cálcio, zinco, ferro, potássio, fósforo e os aminoácidos glutamato e arginina.

Calorias   60kcal

Carboidratos   11,5g   9%

Proteínas 1,3g 3% das necessidades diárias para mulheres e 2,3% para homens*

Gorduras totais   0,6g   1%

Potássio   269mg   6%

Vitamina C 70,8mg 118% das necessidades diárias para mulheres e 94% das necessidades para homens*

Vitamina K 40,3µg 45% das necessidades diárias para mulheres e 34% para homens*

Vitamina A 2,2µg 0,3% das necessidades diárias para mulheres e 0,2% para homens*

Ácido fólico 25µg   6%

Cálcio   24mg   3%

Magnésio 11mg 4% das necessidades diárias para mulheres e 3% para homens*

Fósforo   33mg   6%

Ferro 0,3mg 2% das necessidades diárias para mulheres e 4% para homens*

Fibra alimentar2,7g 11%

*Necessidades diárias de gorduras tendo como base uma dieta de 2000kcal. (²)

Fonte: USDA Food Composition Databases

Benefícios do kiwi

Além de ter um sabor delicioso, o Kiwi ainda oferece inúmeros benefícios para a saúde:

Ação antioxidante;

Baixas calorias;

Anticancerígeno;

Anti-inflamatório;

Fortalece o sistema imunológico;

Rico em vitamina C, E e K;

Ajuda na digestão e prisão de ventre;

Tem baixo índice glicêmico ([1, 2]);

Auxilia na dieta.

Uma alimentação saudável deve ter pelo menos 5 porções diárias de frutas, e o kiwi é uma excelente opção para incluir entre as refeições. Por ser uma fruta com muitos benefícios e poucas calorias, é possível incluir o kiwi em uma dieta que possua restrição de calorias sem necessidade de fazer grandes ajustes em outras refeições. Cada 100 gramas da fruta tem aproximadamente 60 calorias. ([1, 2])

Protege a saúde do coração

O kiwi pode prevenir as doenças cardiovasculares, pois sua atividade antioxidante ocorre também sobre o colesterol LDL, aquele considerado ruim, que costuma oxidar dentro da parede das artérias e ser um dos fatores de desenvolvimento desses tipos de doenças.

Os polifenóis presentes na fruta também podem auxiliar na regulação da produção de colesterol LDL no organismo e na redução da absorção intestinal de colesterol LDL, e no controle da pressão arterial.

A grande quantidade de vitamina K presente no kiwi é importante na manutenção da coagulação sanguínea. Por isso é preciso cautela no consumo para pacientes que fazem uso de anticoagulantes orais. [2]

Regula o intestino

Os dois fatores principais para o bom funcionamento intestinal são o consumo adequado de fibras e a boa hidratação, nos quais o kiwi é rico. As fibras dão conteúdo e peso ao bolo fecal, e a água o hidrata, facilitando assim seu deslocamento pelo intestino e posterior eliminação.

Uma dieta rica em fibras é importante na prevenção do câncer de cólon, uma doença que atualmente tem grande incidência sobre a população. As fibras da fruta ajudam ainda a mover as toxinas do trato intestinal e auxiliam na digestão, evitam a prisão de ventre e outros problemas intestinais. [1, 2]

Melhora sintomas da Síndrome do Intestino Irritável

Há estudos que mostram que o consumo regular de kiwi pode atuar na melhora dos sintomas da síndrome do intestino irritável, uma desordem funcional intestinal caracterizada por dor abdominal, diarreia ou obstipação e períodos de diarreia alternada com obstipação. Isso acontece por sua alta quantidade de fibras e por ter ação laxativa, melhorando a função intestinal. [2, 3]

Kiwi melhora a qualidade do sono

O kiwi é um aliado do sono por conter boas quantidades de potássio, magnésio e vitamina B6, nutrientes relacionados ao relaxamento muscular e produção de melatonina, hormônio fundamental na indução do sono. [3]

Poder antioxidante

Diversos estudos mostram que o kiwi é uma fruta rica em polifenóis, que são compostos com importante atividade antioxidante. Sobre o kiwi, especialmente, os estudos mostram atividade antioxidante maior do que a da laranja, sendo o kiwi do tipo dourado o que tem maior quantidade de polifenóis, em relação ao verde.

As categorias principais de fitoquímicos (antioxidantes) encontrados no kiwi incluem B-caroteno, compostos fenólicos e flavonoides, entre outros, que possuem capacidade antioxidante. Seu poder antioxidante também se deve à vitamina E presente na fruta, ajudando a proteger a pele da degeneração. [1, 2]

Rico em ácido fólico e vitamina K

O kiwi é uma fonte muito importante de ácido fólico. Na gravidez, em fase de crescimento e em situações de cicatrização, o ácido fólico tem um papel fundamental. Por ser rico em vitamina K, o kiwi também ajuda na coagulação sanguínea, contribui para a saúde dos ossos e pode ser utilizado em bebês prematuros. ([1, 2])

Ajuda na prevenção de doenças

A atividade antioxidante dos polifenóis presentes no kiwi pode atuar na prevenção e auxiliar no combate às doenças inflamatórias, alérgicas e cardiovasculares, e também ao câncer.

Já é sabido que o kiwi pode melhorar a atividade do sistema imunológico, devido à sua grande quantidade de vitamina C, que também é um composto antioxidante.

A vitamina C é importante na prevenção do envelhecimento precoce, pois estabiliza a estrutura do colágeno presente na pele e nos cabelos, e preserva assim a firmeza e a elasticidade da pele, e previne nela o aparecimento de rugas e manchas.

Também há estudos que demonstram que os polifenóis do kiwi podem melhorar a função cerebral de idosos, evitando as doenças neurodegenerativas, como o Alzheimer. ([2, 4])

Diferenças do kiwi comum e do kiwi amarelo

Na aparência, as diferenças entre os dois tipos de kiwis se dá pela coloração, em que um é totalmente verde e o outro é bem amarelo. Também é possível notar uma menor quantidade de pelos na parte externa da fruta na versão amarela.

Já no sabor, o kiwi verde é mais azedo enquanto o kiwi amarelo, também conhecido como kiwi gold, é mais adocicado. No que diz respeito aos nutrientes, eles são semelhantes: ambos são muito ricos em vitamina C, contém potássio, ácido fólico e grande quantidade de fibras. ([3, 5])

Como ambas as frutas possuem características e nutrientes parecidos, você aproveitará os benefícios da fruta independente de qual deles você escolher comer.

Como consumir o kiwi

Uma unidade de kiwi ao dia já garante os benefícios que esta fruta fornece e supera a quantidade de vitamina C necessária por dia. Não se deve consumir mais que 2 ou 3 unidades ao dia porque pode resultar em problemas intestinais.

O ideal é que o consumo da fruta seja realizado após aberta para evitar as perdas de nutrientes. As principais formas de consumo do kiwi é ao natural, na forma de fruta fresca, sucos naturais e como geleia. ([1, 3])

Como consumir a casca do kiwi

A casca do kiwi pode ser consumida pura ou junto com a fruta. As fibras presentes nela ajudam a solucionar problemas de intestino preso. A casca do kiwi, inclusive, tem mais antioxidantes e mais fibras do que a polpa.

Por ter menos pelinhos, a casca do kiwi gold é a mais interessante para consumo, uma vez que a sensação ao comer provavelmente será mais agradável.

Caso decide comer seu kiwi com a casca, é importante garantir uma boa higienização antes de consumir o fruto. ([3])

Contraindicações

Há relatos de alergia ao kiwi. As sementinhas pretas podem ser alergênicas para algumas pessoas. Caso elas sejam retiradas, não há problemas em consumir a fruta. Além disso, portadores de diverticulite (devido a presença de pequenas sementes) não devem consumi-lo.

Referências:

(1)Rita Novais, nutricionista especialista em nutrição clínica, nutrição parenteral e esportiva, especialização em vigilância sanitária de alimentos, auditora ISO 22000 e 9000.

(2)Isadora Kaba Gomes, nutricionista do Complexo Hospitalar Edmundo Vasconcelos.

(3)Cyntia Maureen, nutricionista e consultora da Superbom.

CAPÍTULO XI

Colágeno: para que serve, benefícios e como consumir

O colágeno em pó ou hidrolisado deixa a pele mais resistente e também mantém as unhas, ossos, dentes e cabelos saudáveis.

Aproximadamente um terço da proteína de nosso corpo é colágeno. Ele tem uma função estrutural que protege outros tecidos menos resistentes e permite a sua conexão com o esqueleto ósseo. Vamos esclarecer tudo o que você precisa saber sobre essa proteína ótima para saúde.

O que é?

O colágeno é uma proteína composta por 3.000 aminoácidos dispostos em três correntes moleculares entrelaçadas, formando uma espécie de hélice tripla flexível e robusta. Ele tem inúmeros atributos: deixa a pele resistente e elástica, reforça tendões e ligamentos que unem os músculos aos ossos e sustenta os órgãos internos. Ossos e dentes são feitos pela adição de minerais à matriz de colágeno, e 75% da pele é colágeno.

Tipos de colágeno

Mais de 20 tipos de colágeno são encontrados no corpo, de acordo com um artigo publicado na revista científica Advanced Drug Delivery Reviews. A estrutura e a função do colágeno são determinadas pela sequência dos aminoácidos. Em alguns tecidos, como órgãos, o colágeno pode ter a forma de um gel. Em outros, como os tendões, o colágeno vem como fibras apertadas para fornecer a resistência.

Fonte de colágeno

O colágeno é um produto de origem animal, e é basicamente extraído da pele, cartilagens e tendões de aves, suínos e bovinos. Há um processo de agregação de água ao colágeno animal, chamado de hidrólise, obtendo-se assim o colágeno hidrolisado, em forma de pó branco.

Benefícios do colágeno

O colágeno atua no fortalecimento de unhas frágeis e promove maior resistência, espessura, crescimento e brilho aos cabelos. A pele adquire mais tônus, hidratação, e pode haver uma redução da flacidez cutânea. O colágeno hidrolisado desempenha um papel importante na prevenção e no tratamento de dores articulares, artrose e osteoporose, e tem sido utilizado para minimizar a ocorrência de lesões na terceira idade, pois mantém o tecido articular mais hidratado e elástico. Ele também é utilizado para prevenir lesões em atletas. Diversos estudos realizados na Europa e nos Estados Unidos atestam esses benefícios.

Quando a produção de colágeno diminui?

A partir dos 25 anos, a produção de colágeno começa a diminuir (perdemos cerca 1% ao ano). "As linhas de expressão começam a aparecer, resultando em uma pele mais frágil e menos elástica, ou seja, flácida", explica a nutróloga Paula Guidi.

De acordo com a especialista, outro ponto importante é que as mulheres produzem menos colágeno do que os homens. Estudos comprovam que no período da menopausa a velocidade de perda dessa proteína é aumentada, chegando a atingir 30% nos primeiros cinco anos.

Colágeno comestível

O colágeno hidrolisado é composto por 90% de proteína, 2% de sais minerais, e 8% de água. Sua classificação é descrita como uma proteína comestível e seus principais aminoácidos são prolina e lisina, responsáveis pela síntese de colágeno endógeno com a ajuda de alguns cofatores, citados abaixo.

Ele é isento de gordura, colesterol e carboidratos. Além de tudo, é uma proteína de fácil digestão e assimilação devido ao processo de hidrólise, com inúmeras indicações tanto na área de saúde como nos cuidados com a beleza da pele, cabelos e unhas.

Como consumir colágeno hidrolisado

A dose recomendada é de dez a vinte gramas diárias (1 a 2 colheres de sopa) de colágeno hidrolisado diluído em meio copo de suco, leite ou iogurte. A nutróloga Tamara recomenda o colágeno em pó puro, sem a adição de corante e adoçante. Uma forma muito prática é a apresentação em balas tipo goma, que contêm colágeno associado ao óleo de coco, garantindo um benefício duplo.

"Os primeiros efeitos podem ser notados após dois a três meses de consumo diário", explica. O colágeno hidrolisado é um alimento e não há nenhuma restrição ou contraindicação, nem limite de tempo para o seu uso.

O corpo produz colágeno

Existem nutrientes que ajudam o corpo a sintetizar e a preservar o colágeno por diversos caminhos metabólicos, agindo como cofatores. Para isso é preciso consumir alimentos ricos em lisina, ômega 3, vitamina A, enxofre, licopeno e vitamina C.

A lisina está presente em laticínios, carnes, aves, peixes e frutos do mar, ovos, lentilha, tofu, quinoa e semente de abóbora. Pescados fornecem o ômega-3, que reduz a degradação de colágeno, e neste grupo também entram chia, linhaça, nozes, castanhas e abacate. Fontes de enxofre incluem alho, cebola, azeitonas, couve-de-bruxelas, ovos, pepino e aipo.

Dessa forma, a vitamina A trabalha em conjunto com o enxofre para produzir novas fibras de colágeno e elastina, e está presente em frutas e vegetais de cor verde, vermelha, laranja e amarela, como cenoura, batata doce, melão, manga, etc.

O licopeno inibe a colagenase, uma enzima que destrói o colágeno, e se concentra no tomate, melancia, goiaba, acerola, pimentão vermelho e beterraba. Para finalizar, não pode faltar vitamina C, que se junta à lisina e prolina para formar os blocos de colágeno no corpo, abundante em frutas cítricas, vegetais folhosos de cor verde escura, pimenta vermelha, pimentão, goiaba, acerola, açaí e kiwi.

Vegetarianos, lisina e colágeno

Como o colágeno está presente em produtos de origem animal, os vegetarianos precisam ser bem cuidadosos na hora de montar o prato para não ter deficiência desta proteína essencial à saúde.

Os precursores de colágeno citados acima não podem faltar, e a maior dificuldade reside na obtenção de lisina, pois a prolina é sintetizada pelo corpo a partir de outros aminoácidos. Os ovolactovegetarianos não têm problema para obter lisina, pois ovos e laticínios são excelentes fontes do aminoácido.

A nutróloga Tamara Mazaracki listou algumas opções para os veganos, como:

Seitan (bife de glúten de trigo);

Proteína de soja (leite, tofu e carne de soja);

Ervilha;

Lentilha;

Feijões;

Levedo de cerveja;

Oleaginosas;

Manteiga de amendoim.

Neste caso, é importante consultar um especialista para saber a quantidade indicada de cada alimento para obter níveis adequados de lisina.

Suplemento alimentar

Por ser uma proteína de fácil digestão e assimilação, o colágeno é um suplemento alimentar com inúmeras indicações na área de saúde. Com o passar dos anos ocorre uma redução gradual de colágeno nos tecidos corporais, e ele também sofre em qualidade, tornando-se menos elástico e hidratado.

O colágeno suplementar é usado para prevenir a degradação do colágeno corporal, ajudando assim a manter pele, tendões, ossos e ligamentos mais saudáveis. "Estudos comprovam que usar diariamente o colágeno como suplemento nutricional pode melhorar, de forma significativa, diversos fatores na saúde interna e externa de quem usa", afirma a dermatologista Gladys Mattei.

Fontes consultadas:

Nutróloga Tamara Mazaracki (CRM-RJ 52301716).

Nutróloga Paula Machado Guidi (CRM-SP 136053).

Dermatologista Gladys Mouessati Abud Mattei, membro da Sociedade Brasileira de Dermatologia (CRM-SP 132042).

CAPITULO XII

Brócolis: benefícios de consumo

Esse vegetal protege contra doenças cardíacas, melhora a imunidade e tem propriedades antioxidantes

O brócolis é um vegetal crucífero do gênero Brassica, fonte de ácido fólico, antioxidantes, fibras, cálcio e vitamina A e vitamina C. Sua provável origem se deu na área leste do Mediterrâneo, de acordo com a nutricionista Cintya Bassi, do Grupo São Cristóvão Saúde. Entre os benefícios para a saúde associados ao consumo desse alimento, estão: proteger o coração, melhorar o funcionamento do intestino e até fortalecer a imunidade. Abaixo, entenda mais sobre esse vegetal e veja bons motivos para incluí-lo em seu prato.

Benefícios do brócolis

O brócolis é rico em fenóis, flavonoides, selênio e vitamina C, que, como afirma Marisa Resende Coutinho, nutricionista da Rede de Hospitais São Camilo de SP, lhe confere as propriedades de aumentar a atividade enzimática, favorecendo a absorção de nutrientes e inibindo as nitrosaminas (substâncias carcinogênicas). "Ainda combate os radicais livres, protege contra doenças cardíacas e circulatórias, melhora a imunidade celular, além de ter propriedade antioxidante. É também rico em fibras, favorecendo a regulação da função intestinal", completa.

Beneficios do brocolis

Ajuda no emagrecimento;

Tem ação desintoxicante;

Ajuda no combate ao câncer;

Ajuda a controlar o colesterol e as doenças cardíacas;

Fortalece o sistema imunológico;

Combate radicais livres;

Ajuda a regular o intestino.

Informação nutricional do brócolis(porção de 100g)

Nutriente	Quantidade
Calorias	*25kcal*
Carboidrato	*4,4g*
Proteína	*2,1g*
Lipídeos	*0,5g*
Colesterol	*NA*
Fibra alimentar	*3,4g*
Cálcio	*51mg*
Magnésio	*15mg*
Sódio	*2mg*
Manganês	*0,12mg*

Fósforo	33mg
Ferro	0,5mg
Potássio	119mg
Cobre	0,08mg
Zinco	0,2mg
Vitamina C	42,0mg

Referência: TACO - Tabela Brasileira de Composição de Alimentos

Brócolis ajuda no emagrecimento

O brócolis é um alimento com uma quantia baixa de calorias (25 kcal a cada 100g), além de ser rico em fibras, o que confere maior saciedade - então, sim, ele pode ser um aliado na perda de peso. "Além disso, por conter polifenóis, sugere-se teoricamente uma ajuda no combate à obesidade. Esses efeitos ocorreriam por meio da modificação do ciclo de vida do adipócito (célula gordurosa), com a supressão do crescimento do tecido adiposo pela modulação do metabolismo desse tipo de célula de gordura. Entre os mecanismos envolvidos nesse processo, temos a indução da lipólise (quebra da célula gordurosa), a diminuição do acúmulo de lipídios e a indução da apoptose (morte) dos adipócitos", explica Marisa.

Ação desintoxicante

Se pensarmos na função antioxidante, "o brócolis possui a propriedade de reduzir os radicais livres, induzindo enzimas que atuam na desintoxicação de agentes carcinogênicos", diz Marisa. Além disso, Cyntia acrescenta outro fator que conta a favor dessa ação: "Esse vegetal possui em sua composição um antioxidante conhecido por sulforafano, que estimula a produção de enzimas que são desintoxicantes naturais", afirma.

Aliado no combate ao câncer

Por ter propriedades antioxidantes e substâncias inibidoras de nitrosaminas (cancerígenas), Marisa afirma que o brócolis pode ajudar a evitar o desenvolvimento do câncer. "Destacam-se como potenciais efeitos dos compostos fenólicos, em termos de promoção de saúde humana, as propriedades anti-inflamatória, antimicrobiana, antialérgica e antitumoral. No entanto, sua atividade antioxidante é tida como a mais importante", completa.

Cyntia destaca ainda que "existem estudos que apontam que a substância conhecida como glicosinolato, presente no Brócolis, tem ação anticarcinogênica, atuando de forma modesta, porém positiva, contra o câncer de pulmão, próstata, bexiga e cólon, por exemplo".

Além disso, o sulforafano é alvo de diversos estudos por ter grande eficácia na prevenção e no tratamento de tumores, como por exemplo, a pesquisa conduzida pelo Instituto Linus Pauling na Oregon State University (EUA) e publicada na revista Molecular Nutrition & Food Research. Os resultados apontam que o sulforafano consegue destruir apenas as células cancerígenas, deixando intactas as demais células saudáveis do órgão afetado pelo tumor. Os pesquisadores usaram como base homens que apresentavam câncer de próstata e constataram que, após o consumo do vegetal, esses participantes tinham uma inibição da enzima HDAC - efeito que é conseguido com medicamentos para tratar o câncer. Porém, vale lembrar que a alimentação não substitui o acompanhamento médico e o tratamento indicado por um especialista.

Combate ao colesterol e doenças cardíacas

De acordo com Cyntia, por ser rico em fibras, que, por sua vez, reduzem a absorção do colesterol e aumentam a sua excreção, o brócolis pode ser sim um aliado contra esse problema. Marisa explica que "o brócolis, assim como os demais vegetais da família das brássicas, pode atuar na modulação de várias vias celulares que são cruciais nas doenças cardíacas, pois elas impedem a oxidação da lipoproteína de baixa densidade (LDL, conhecido como colesterol "ruim") e induzem as enzimas envolvidas na desintoxicação de agentes carcinogênicos, como a glutationa-S-transferase".

Brócolis e desconforto intestinal

Se, por um lado, suas fibras ajudam a regular o trato intestinal, por outro, esse alimento pode trazer muito incômodos para pessoas com facilidade para ter flatulência. "O brócolis é um alimento que pode aumentar a produção de gases e a sensação de inchaço abdominal, então, nesses casos ele precisa ser consumido com mais moderação. Porém, se o problema for constipação, ele pode auxiliar na regulação intestinal, por causa da quantidade de fibras presentes no alimento", detalha Cyntia.

Contudo, uma pesquisa da Universidade de Liverpool (Reino Unido) descobriu que as fibras solúveis dos brócolis podem se fixar nas paredes intestinais, ajudando a evitar o progresso da Doença de Crohn - caracterizada por inflamações locais que causam diarreia, vômito e perda de peso.

Brócolis ajuda a tratar anemia

O brócolis, como afirma a nutricionista Juliana Dantas, assistente de projetos do Hospital do Coração, possui grandes quantidades de ferro em sua composição, porém com baixa biodisponibilidade, isto é, nem tudo é absorvido. "Desta forma, uma alimentação com mais alimentos fonte de ferro, além do brócolis, pode ser aliada no tratamento da anemia", conclui.

Fortalece o sistema imunológico

Por fornecer nutrientes importantes para o sistema imunológico, como, por exemplo, a vitamina C, que estimula a atividade dos leucócitos; a vitamina A, que além de aumentar a diferenciação entre as células de defesa, melhora a integridade da epiderme e das mucosas; o ácido fólico, que auxilia na manutenção de uma produção adequada de linfócitos e imunoglobulinas; e o ômega 3, que tem ação anti-inflamatória, o brócolis pode sim fortalecer o sistema imune, de acordo com Cyntia.

Reduz o risco de complicações do diabetes

Especialistas da Universidade de Warwick, no Reino Unido, apontam mais um benefício do sulforafano: produção de enzimas que protegem os vasos e de moléculas capazes de reduzir danos causados às células pelo excesso de açúcar. Segundo o estudo, o composto reduziu em até 73% o nível de moléculas chamadas Espécies Reativas do Oxigênio, que são produzidas em excesso quando o organismo concentra altos níveis de açúcar. A descoberta interessa, especialmente, os pacientes com diabetes, vítimas de danos aos vasos sanguíneos.

Os autores do estudo, divulgado na publicação científica da American Diabetes Association, afirmam que pessoas com a doença têm um risco até cinco vezes maior de apresentar ataques cardíacos e infartos, que podem ser provocados pela má circulação do sangue.

Protege o pulmão

O sulforafano, mais uma vez, foi objeto de estudo e demonstrou ser eficaz para eliminar bactérias que afetam os pulmões. Normalmente, nosso organismo é capaz de limpar pequenas partículas de pó, resíduos e bactérias estranhas que entram através do ar - entretanto, pessoas que fumam ou possuem doença pulmonar obstrutiva crônica (DPOC) não conseguem exercer essa tarefa muito bem, porque a capacidade pulmonar está prejudicada.

Um estudo publicado na revista americana Science Translational fez uma análise das células do sistema imunológico de mais de 300 pacientes com DPOC. Os pesquisadores da Universidade Johns Hopkins (EUA) constataram que o brócolis é capaz de melhorar a condição dessas pessoas ao ajudar os pulmões na eliminação de substâncias nocivas.

Protege a saúde do cérebro

O ácido fólico do brócolis pode ser um ótimo protetor do cérebro. Especialistas do US National Institute on Aging analisaram 579 pessoas com mais de 60 anos de idade. Eles observaram que os adultos habituados a consumir, pelo menos, 400 microgramas de ácido fólico por dia tinham um risco 55% menor de desenvolver Alzheimer, doença característica da velhice e que prejudica a memória.

Cientistas da Dundee University (Reino Unido) também estão investigando as propriedades do sulforafano do brócolis contra doenças degenerativas. Eles acreditam que essa substância pode ajudar o cérebro a se manter ativo e em ótimo funcionamento com o avanço da idade, podendo retardar e até mesmo parar a progressão do Alzheimer.

Prevenção e combate à artrite

Artrite é uma inflamação em uma ou mais articulações, causada pela quebra da cartilagem que as protegem. Especialistas da Universidade de East Angliaum, na Inglaterra, incentivam o consumo de brócolis para ajudar a prevenir e tratar esse problema, uma vez que o sulforafano pode diminuir essa destruição da cartilagem. Eles ainda pretendem realizar mais pesquisas para confirmar se essa substância pode penetrar nas articulações e reverter o desenvolvimento da doença.

Embora o sulforafano também seja encontrado em outros vegetais, como couve-flor e repolho, está em maior concentração nos brócolis. "A quantidade encontrada nesse vegetal varia de 214mcg/g a 499mcg/g", afirma a nutricionista clínica e esportiva Myrla Merlo.

Referências:

Cintya Bassi, do Grupo São Cristóvão Saúde.

Marisa Resende Coutinho, nutricionista da Rede de Hospitais São Camilo de SP.

Juliana Dantas, Nutricionista Assistente de Projetos do Hospital do Coração.

CAPITULO XIII

Alimentação saudável: cardápio, dicas e como começar

Veja quais as comidas e bebidas que fazem parte da alimentação saudável, quais devem ser evitadas e muito mais

Ter uma alimentação saudável é fundamental para que as funções do organismo funcionem de forma equilibrada. De forma prática, uma alimentação saudável é aquela composta por todos os macro e micronutrientes.

Os macronutrientes são os carboidratos (pães, massas e batatas, entre outros), gorduras (como os óleos, as oleaginosas, abacate e outros) e proteínas (peixes, ovos, carnes vermelhas, carne de frango, entre outros). Enquanto os micronutrientes são as vitaminas e minerais, que estão presentes nos mais diversos alimentos, como frutas, verduras, legumes, entre outros. As fibras, a parte não digerível do alimento vegetal, a qual resiste à digestão e à absorção intestinal, com fermentação completa ou parcial no intestino grosso, também são essenciais para a alimentação saudável e estão presentes nos alimentos integrais, nas frutas e verduras. Uma alimentação composta por estes nutrientes de forma equilibrada costuma ser bem variada, não tem exageros e não segue nenhum tipo de modismo.

Ter uma alimentação saudável proporciona uma série de benefícios para as pessoas. Ela contribui para a melhora no sistema imunológico, na qualidade de sono, no trânsito intestinal, no humor, na capacidade de concentração e pode contribuir até mesmo para a perda de peso. Em gestantes, ela é essencial para o bom desenvolvimento do feto e em mulheres que amamentam irá contribuir para o desenvolvimento saudável do bebê. Entre outros inúmeros benefícios.

Pirâmide alimentar brasileira

A pirâmide alimentar foi adaptada para a população brasileira em 1999 pela nutricionista sanitarista Sonia Tucunduva Philippi, professora da Universidade de São Paulo. Esta pirâmide foi criada com o objetivo de facilitar o entendimento do público sobre quais os alimentos que devem ser mais ingeridos e quais devem ter um consumo menor.

A adaptação envolveu basicamente trocar alguns alimentos que não eram tão comuns no Brasil por outros nutricionalmente equivalentes, mas que eram ingeridos com maior frequência pelos brasileiros.

Os alimentos presentes na base da pirâmide são aqueles que devem ser mais consumidos, quanto mais para cima o alimento estiver localizado, em menores quantidades ele deve ser ingerido. A orientação de acordo com a pirâmide é ingerir 6 porções ao dia de carboidratos, como pães, arroz, batata, mandioca e outros, 3 poções de legumes e verduras, 3 de frutas, 3 de laticínios, como queijos, leite e iogurte, uma de carnes e ovos, uma de feijão e outras leguminosas, uma de óleos e outras gorduras e uma de açúcares e doces.

A seguir, confira a pirâmide alimentar brasileira:

Os macronutrientes

Os macronutrientes consistem nas gorduras, carboidratos e proteínas. Os carboidratos são a principal fonte de energia do corpo, eles possuem 4 calorias por grama e se dividem entre simples e complexos.

A digestão e absorção dos carboidratos simples acontecem rapidamente levando a um aumento dos níveis de glicose no sangue (glicemia). Exemplos de alimentos que são fontes de carboidratos simples: frutas, mel, xarope de milho, açúcar. O excesso dos carboidratos simples pode favorecer problemas de saúde como diabetes.

Já os carboidratos complexos possuem estrutura química maior (polissacarídeos). Por ser uma molécula maior são digeridos e absorvidos mais lentamente, ocasionando aumento gradual da glicemia. Exemplos de alimentos fontes de carboidratos deste grupo: arroz integral, pão integral, batata doce, massa integral. Estes carboidratos complexos são ricos em fibras e por isso contribuem para a melhora no trânsito intestinal, previnem o diabetes, ajudam na perda de peso, controle do nível de colesterol, entre outros.

Outro macronutriente é a proteína. Ela possui quatro calorias por grama e tem como uma de suas principais funções, reparar as microlesões que ocorrem como um processo fisiológico normal quando se pratica atividade física e proporcionar a sua regeneração e formação de novas células musculares.

As proteínas podem ser encontradas em alimentos de origem animal, como carnes vermelhas, peixes, aves, laticínios e ovos. Elas também estão presentes nos alimentos de origem vegetal, especialmente leguminosas como feijão e soja.

O outro macronutriente é a gordura e possui 9 calorias por gramas. Elas se dividem entre gorduras monoinsaturadas, poli-insaturadas e saturadas. As gorduras proporcionam saciedade e algumas delas proporcionam benefícios para o cérebro. As gorduras poli-insaturadas são encontradas em alimentos como a chia, a linhaça e peixes de água fria, salmão e sardinha por exemplo. Já as monoinsaturadas estão presentes em óleos, como o azeite e no abacate.

Quantidades recomendadas de macronutrientes

A recomendação é que uma alimentação saudável seja composta de 40 a 55% de carboidratos, 15 a no máximo 30% de proteínas, sendo metade de origem animal e outra de origem vegetal, e entre 25 e 30% de gorduras, sendo um terço de saturadas, um terço de poli-insaturadas e um terço de monoinsaturadas.

Macronutrientes para priorizar

Os carboidratos complexos, aqueles em que o açúcar demora mais para ser absorvido no sangue, e menor carga glicêmica, quantidade de açúcar presente no alimento, são os que devem estar presentes com maior frequência em uma alimentação saudável. As frutas, especialmente quando ingeridas com casca, e os alimentos integrais costumam ter estas características.

Quanto às proteínas, a recomendação é ingerir tanto aquelas de origem vegetal, como a soja e o feijão, quanto às de origem animal. Porém, uma pessoa consegue manter uma dieta vegetariana e ainda assim ser saudável. Fontes de proteínas de origem animal que vale a pena investir são aquelas com menor concentração de gorduras saturadas como os peixes, as aves, os ovos e o leite semi-desnatado. Quanto aquelas de origem vegetal, todas parecem ser boas alternativas, como o feijão, a soja, a lentilha, o grão de bico e a quinoa.

Quanto às gorduras, aquelas insaturadas são boas alternativas para a saúde. Vale investir em fontes de ômega 3 como o salmão, a sardinha e outros peixes de águas frias, a chia e a linhaça. Alimentos ricos em gorduras monoinsaturadas como o abacate e o azeite também são ótimas opções.

Macronutrientes para evitar

É importante reduzir o consumo de fontes de carboidratos com alto índice e a taxa glicêmica, como o pão branco, a batata, a massa e o arroz branco. Isto porque eles podem levar a picos de insulina que em excesso favorecem desde o ganho de peso até o diabetes.

Quanto à proteína, é importante não abusar do consumo da carne vermelha. Ingerir cerca de 300 gramas deste alimento por semana já é o suficiente. O excesso de carne vermelha leva ao maior consumo de gorduras saturadas que aumenta o risco de problemas cardiovasculares, entre outros.

Em relação às gorduras o mesmo cuidado com a saturada é válido. Evite exagerar no consumo de fontes de gorduras saturadas, principalmente as carnes vermelhas gordurosas e o leite integral, entre outros.

Micronutrientes

Entre os micronutrientes temos os minerais e as vitaminas, o que resulta em dezenas de substâncias essenciais para a manutenção da vida. Alguns bons exemplos de vitaminas são: vitamina A, importante para a visão e crescimento e que é encontrada em ovos, cereais fortificados, leite, cenoura, entre outros, vitaminas do complexo B, grandes aliadas do cérebro e que são encontradas principalmente em carnes, leite e ovos, e vitamina C, que melhora a imunidade e pode ser encontrada nas frutas como kiwi, laranja e acerola.

Quanto aos minerais, eles se dividem entre macromineais, que precisamos ingerir em grandes quantidades, como o cálcio, e os elementos traços, que precisamos de pequenas porções, como o boro. Exemplos de macrominerais são o ferro, que previne anemia, é bom para o coração e pode ser encontrado em carnes, e o cálcio, aliado dos ossos e dentes que está presente principalmente nos laticínios.

Como existem diversos micronutrientes, a melhor maneira de saber que está ingerindo quantidades suficientes deles é manter sempre uma grande variedade na dieta. Procure consumir todos os grupos alimentares e seguir o conceito de variabilidade alimentar que sugere que a sua dieta abranja ao menos 30 alimentos. Produtos alimentares, como embutidos, bolachas recheadas, entre outros, não entram na conta.

Atitudes que garantem a alimentação saudável

Para ter uma alimentação saudável é importante que ela seja muito variada e conte com todos os grupos alimentares. Seguir o conceito de variabilidade alimentar, que sugere que a sua dieta abranja ao menos 30 alimentos, é uma boa ideia. Lembrando que produtos alimentares, como embutidos, bolachas recheadas, entre outros, não entram na conta.

Outro cuidado importante está na escolha dos alimentos. Em relação aos carboidratos é importante priorizar os complexos, como pães integrais, arroz e massas integrais. Já quando falamos de gorduras, as fontes de gorduras insaturadas devem ser ingeridas em maior quantidade, como as oleaginosas, o azeite, o abacate, o salmão e a chia. Quanto às proteínas, eh importante priorizar as versões magras, como peixes, aves, carnes vermelhas com pouca gordura e aquelas de origem vegetal, como feijão, lentilhas e soja.

O papel da água

A água é essencial para o transporte de nutrientes no organismo e a hidratação. A orientação é ingerir 30 ml de água por quilo de peso no dia, o que equivale a cerca de dois ou três litros de água por dia. A água não deve ser substituída por refrigerantes, sucos, especialmente os industrializados, e muito menos bebidas alcoólicas.

Sugestões de cardápio para alimentação saudável

Abaixo vemos a distribuição calórica por refeição baseada em uma dieta de 2000 kcal, composta por 6 refeições diárias.

Refeição - sugestão

Café da manhã: Invista em frutas, cereais, pães integrais e oleaginosas. Para beber: sucos naturais, água de coco, chás, leite ou café. Um café da manhã ideal pode ter 20% do consumo diário, cerca de 400 kcal.

Lanche da manhã: Esta refeição deve ser leve e rápida, com alimentos de baixo índice glicêmico (devagar absorção). Invista em frutas, oleaginosas, alimentos naturais e integrais. Para beber: sucos naturais, chás ou água de coco. O lanche da manhã ideal pode ter 5% do consumo diário, cerca de 100 kcal.

Almoço: O prato recomendado para o almoço é dividido em quatro partes: duas partes preenchidas com saladas e legumes, uma parte com fontes de carboidrato e uma parte com fontes de proteína. Para beber: sucos naturais ou chás. O almoço ideal pode ter 30% do consumo diário, cerca de 600 kcal.

Lanche da tarde: Faça lanches que contenham carboidrato, proteína e gordura boa. Dê preferência aos alimentos naturais e integrais. Outras boas sugestões são as frutas secas, cereais ou castanhas. Para beber: café, chás ou iogurtes. O lanche da tarde pode ter 15% do consumo diário, cerca de 300 kcal.

Jantar: Carboidratos, proteínas (de digestão simples), gorduras, vitaminas e minerais devem ser fornecidos adequadamente. Frutas e legumes são bons alimentos para essa refeição. Para beber: sucos naturais e chás. A janta pode ter 25% do consumo diário, 500 kcal.

Ceia: Escolha um lanche rico em proteína. Se quiser, pode adicionar uma fruta, que é um carboidrato leve ou, no máximo, 1 torrada integral. A ceia pode ter 5% do consumo diário, 100 kcal.

Este exemplo pode variar de acordo com os hábitos alimentares e necessidades de cada indivíduo, mas a partir dele podemos observar que não se deve restringir a alimentação comendo muito pouco em alguns períodos e exagerando em outros.

Alimentos menos saudáveis

Doces, bolos, brigadeiro, alimentos industrializados e ricos em sódio, temperos prontos ente outros precisam ser evitados.

Alimentos que possuem grandes quantidades de gorduras saturadas e trans também devem ser evitados, especialmente as trans que não devem passar de dois gramas por dia. Os alimentos ricos em gorduras saturadas são as carnes vermelhas, especialmente as mais gordurosas, o leite integral e seus derivados e os queijos amarelos.

Alguns exemplos de alimentos que possuem a gordura trans são: margarinas sólidas ou cremosas, recheios de biscoitos, salgadinhos de pacote e congelados, como salgadinhos de festa, ou pizza congelada, pastéis, macarrão instantâneo, sopas e cremes em pó, coberturas, sorvetes, pães, alimentos pré-assados ou fritos, bolos, tortas, pipoca de micro-ondas, glacê pronto para consumo, dentre outros alimentos industrializados.

Apesar de serem prejudiciais para a saúde, é difícil restringir completamente o consumo deles. Saiba que isto não é necessário para manter uma alimentação saudável, basta não fazer com que o consumo deles não seja algo constante na sua dieta. Por exemplo: considerando que uma pessoa faça 5 refeições por dia, o que equivale a 35 refeições por semana. Se entre essas 35 refeições, 30 forem saudáveis e 5 não forem, isto provavelmente não irá comprometer a saúde de uma pessoa saudável.

Fontes consultadas:

Nutrólogo Roberto Navarro Nutricionista Rosana Farah, professora da Universidade Presbiteriana Mackenzie e membro da clínica Ávvia Medicina e Nutrição.

CAPÍTULO XIV

Ácido fólico: para que serve e como tomar

Nutriente é bom para o cérebro e sistema imunológico, além de ser ótimo para a saúde da pele, unhas e cabelos

Ácido fólico, também conhecido como folato, metilfolato ou vitamina B9, é uma vitamina do complexo B, solúvel em água e presente em diversos itens da dieta diária. O folato ocorre naturalmente nos alimentos e o ácido fólico é a forma sintética do folato, usada em medicamentos.

Benefícios comprovados do ácido fólico

O folato é necessário para numerosas funções do corpo. Entre elas: a síntese e reparação do DNA, divisão e crescimento celular, produção de novas proteínas, formação de hemácias. O folato é importante para a saúde cardiovascular e do sistema nervoso.

Importante na gravidez

Para gestantes, o folato é especialmente importante para um bom desenvolvimento fetal e formação do tubo neural. A suplementação deve começar pelo menos um mês antes da gravidez e é essencial nas primeiras oito semanas após a concepção. Isto porque é neste período que ocorre o desenvolvimento do sistema nervoso e tubo neural do feto.

Faz bem para a pele, unhas e cabelos

Todo o complexo B, incluindo o folato, tem papel importante na saúde da pele, unhas e cabelos. O folato ajuda no crescimento de unhas e cabelos, combate a acne e a dermatite, deixa a pele com um brilho saudável e com a oleosidade controlada.

Fortalece a imunidade

Para que o sistema imunológico esteja fortalecido, uma série de fatores são necessários; entre eles as vitaminas do complexo B, inclusive o folato.

Aliado do cérebro

Além de ser essencial para o desenvolvimento do sistema nervoso do feto, o folato é fundamental para a função cerebral adequada e desempenha um papel importante na capacidade cognitiva e na saúde mental e emocional. Segundo estudos realizados pelo Institute for Functional Medicine, na Flórida, mais de 40% dos casos de depressão são causados pela falta de folato no organismo. Ele age como cofator na produção de serotonina, um neurotransmissor que garante o bom humor.

Beneficia a saúde do coração

O folato se combina com as vitaminas B6 e B12 formando uma coenzima que reduz os níveis de homocisteína, um aminoácido que em excesso afeta o aparelho cardiovascular (sistema circulatório e coração) de forma negativa, impedindo a reparação celular (um processo conhecido por metilação). Altos níveis de homocisteína contribuem para o endurecimento dos vasos sanguíneos, o que eleva a pressão arterial.

Alimentos fontes de ácido fólico

Os alimentos ricos em folato são todas as folhas verdes escuras, com ênfase para espinafre, brócolis, couve, alface e salsa. Os cereais integrais, feijões, cogumelos, vísceras (fígado de galinha), abacate, manga, laranja, tomate, melão, banana, ovo, levedo de cerveja e germe de trigo também possuem boas quantidades do nutriente.

Portanto, os alimentos ricos em folato são bem variados. Todos eles devem fazer parte da dieta diária. Folhas verdes, frutas, leguminosas (feijões, lentilha, ervilha, grão de bico), ovo, carne e vísceras. Não é difícil conseguir um bom aporte da vitamina se o cardápio incluir estes alimentos.

Benefícios em estudo

Previne o câncer: Suplementos deste nutriente podem prevenir a progressão do câncer, segundo estudo publicado na revista científica Cancer da Sociedade Americana de Câncer. O estudo forneceu dados para apoiar a hipótese de que a insuficiência de ácido fólico é um fator de risco para a ocorrência do câncer. O folato é incorporado a coenzimas que são essenciais para uma variedade de reações no metabolismo de ácidos nucleicos e aminoácidos, tais como a síntese e reparação de DNA (o que evita a formação de células defeituosas que poderiam se transformar em uma célula maligna) e a conversão de homocisteína em metionina, seu excesso está ligado a problemas de saúde crônicos, tais como câncer e doenças cardiovasculares.

Deficiência de ácido fólico

Na maior parte das vezes a deficiência de folato é assintomática. Em casos graves pode haver fadiga, falta de ar após esforço leve, dor de cabeça e feridas na boca. O diagnóstico é feito pela dosagem de ácido fólico no sangue.

Uma deficiência de folato pode levar a anemia em adultos e desenvolvimento mais lento em crianças. No caso das gestantes, a ausência desta vitamina pode fazer com que o feto tenha malformações neurológicas.

Interações do ácido fólico

O álcool interfere na absorção de folato e também aumenta a quantidade da vitamina que é eliminada pela urina. Por isso, muitos alcoólatras podem ter deficiência de ácido fólico. Além disso, é frequente os alcoólatras terem dietas pobres e não alcançarem a ingestão diária recomendada de folato.

Se houver uma ingestão exagerada por um longo período isto pode resultar em uma deficiência de vitamina B12, o que pode causar danos ao sistema nervoso e anemia por deficiência de vitamina B12.

Combinações com o ácido fólico

Devido aos problemas mencionados acima sobre a deficiência de vitamina B12, o ideal é sempre associar o ácido fólico com uma fórmula completa contendo todos os elementos do complexo B para não causar um desequilíbrio entre eles, B1, B2, B3, B5, B6, B12, biotina, ácido pantotênico, colina, inositol, todos que compõe o complexo B.

Quantidade recomendada de ácido fólico

Idade/Momento de vida	Quantidades
0 - 6 meses	*65 microgramas/ dia*
7- 12 meses	*80 microgramas/ dia*
1 a 3 anos	*150 microgramas/ dia*
4 a 8 anos	*200 microgramas/ dia*
9 a 13 anos	*300 microgramas/ dia*
14 anos em diante	*400 microgramas/ dia*

Gestantes	600 microgramas/ dia
Lactantes	500 microgramas/ dia

Fonte: Institute of Medicine of the National Academies

Uso do suplemento de ácido fólico

Existem alguns momentos da vida e condições de saúde em que a suplementação com o ácido fólico é orientada. São eles: gravidez, lactação, anemia por deficiência de folato, excesso de homocisteína e sempre que houver deficiência medida no exame de sangue - estas são as indicações principais. Deficiências têm sido observadas em alcoólatras, em mais de 50 % dos casos. O álcool interfere com a absorção de folato e também aumenta a quantidade da vitamina que é eliminada pela urina. Além disso, muitos alcoólatras têm dietas pobres e não alcançam a ingestão diária recomendada de folato.

Vitaminas, como o suplemento desta vitamina, não apresentam efeitos colaterais tão intensos como medicamentos alopáticos. Muito mais perigoso é tomar um analgésico ou um anti-inflamatório. Se houver uma ingestão exagerada de ácido fólico por um longo período isto pode resultar em uma deficiência de vitamina B12, o que pode causar danos ao sistema nervoso e anemia por deficiência de B12. O ideal é sempre associar o folato com uma fórmula completa contendo todos os elementos do complexo B para não causar um desequilíbrio entre eles. (B1, B2, B3, B5, B6, B12, biotina, ácido pantotênico, colina, inositol, todos eles fazem parte do complexo B)

Riscos do consumo em excesso de ácido fólico

Folato é uma vitamina solúvel em água e isso facilita a sua regulação pelo corpo: qualquer excesso será eliminado naturalmente através da urina. Assim a overdose não ocorre com a alimentação, mas pode ocorrer a partir de suplementos - ingerir uma dose excessiva de ácido fólico pode resultar em problemas digestivos, dor de estômago, náusea e reações cutâneas tipo urticária. Também pode ocorrer a deficiência de vitamina B12 e consequentemente uma anemia. A quantidade acima de 5000 microgramas por dia é considerada perigosa.

Fonte consultada:

Dra. Tamara Mazaracki, médica nutróloga e pós-graduada em medicina ortomolecular. CRM: 52301716/RJ.

CAPÍTULO XV

Açafrão-da-terra (cúrcuma) ajuda na perda de peso: como usar

Tempero também ajuda no combate a artrite e contribui para a prevenção da doença de Alzheimer

O açafrão-da-terra, também conhecido como cúrcuma, açafrão da índia e gengibre amarelo, é uma raiz da família do gengibre. No mundo todo há mais de 100 espécies da família Cúrcuma, mas o açafrão que consumimos vem da Curcuma longa. A raiz sido utilizado há mais de 4000 anos no Oriente Médio e na Ásia, tanto na Medicina Ayurvedica como na Medicina Tradicional Chinesa, como um potente fitoterápico.

Este tempero se destaca pela ação antienvelhecimento e antioxidante e segundo uma pesquisa da Universidade da Califórnia é capaz de reduzir o risco da doença de Alzheimer. A cúrcuma também protege contra diversos tipos de câncer e tem ação anti-inflamatória.

Tome cuidado para não confundir o açafrão-da-terra com o açafrão vermelho. Este último é oriundo dos pistilos de uma flor e é considerado a especiaria mais cara do mundo, o açafrão-da-terra é muito mais acessível.

Nutrientes do açafrão-da-terra

O açafrão contém diversos minerais e vitaminas, com destaque para o potássio, que ajuda a controlar a pressão arterial e previne derrames. Também é fonte de vitaminas C, aliada da imunidade, e vitamina B6, que é benéfica para o cérebro.

O tempero ainda conta com ferro, que previne anemias, manganês, essencial para o metabolismo do colesterol e para o crescimento, cálcio, que é aliado dos ossos e dentes, e magnésio, importante para o metabolismo de glicose. Proteína, boa para os músculos, gordura e um elevado teor de fibra solúvel, que melhora o trânsito intestinal, também estão presentes no açafrão-da-terra. No entanto, o seu grande valor reside na curcumina, um polifenol com ação antioxidante e anti-inflamatória, responsável pela cor amarela intensa do açafrão.

São inúmeros os benefícios da curcumina, principalmente pelo seu efeito antioxidante e anti-inflamatório. Ela contribui para o combate ao câncer de próstata, mama, melanoma, pâncreas, diminui o risco de leucemia e mieloma múltiplo, e a ocorrência de metástases em diversos tumores. Desintoxica o fígado, é benéfico para o coração, ajuda no controle do diabetes, neutraliza radicais livres, reduz a inflamação da artrite, tem ação analgésica, antisséptica e antibacteriana. Age no metabolismo das gorduras auxiliando na perda de peso, ajuda na acne, na psoríase e outras doenças de pele, e acelera a cicatrização. Previne a doença de Alzheimer, combate a depressão e a esclerose múltipla. Todos estes efeitos são documentados por inúmeros estudos científicos.

Benefícios em estudos do açafrão-da-terra

Forte ação anti-inflamatória: A curcumina é considerada o principal agente farmacológico no açafrão. Em numerosos estudos os efeitos anti-inflamatórios da curcumina são comparáveis aos da hidrocortisona, diclofenaco e fenilbutazona (drogas anti-inflamatórias potentes). Ao contrário destes medicamentos, que estão associados a efeitos colaterais significativos, formação de úlcera, diminuição do número de células brancas do sangue, sangramento intestinal, a curcumina não produz nenhuma toxicidade.

Ação antioxidante: Estudos clínicos têm comprovado que a curcumina exerce um efeito antioxidante muito poderoso. Assim ela é capaz de neutralizar os radicais livres, substâncias químicas que causam danos às células.

Aliado contra a artrite: Devido à ação antioxidante da curcumina, o açafrão-da-terra ajuda a aliviar a artrite. Isto porque nesta doença os radicais livres são responsáveis pela degeneração e inflamação das articulações. A combinação do efeito antioxidante e anti-inflamatório do açafrão reduz os sintomas da artrite, como a rigidez matinal, o edema (inchaço) e a dor.

Auxilia no combate contra o câncer: A ação antioxidante da curcumina presente no açafrão-da-terra protege as células de radicais livres que podem danificar o DNA celular, cuja alteração leva ao crescimento de células cancerígenas. Este polifenol também ajuda o corpo a destruir as células cancerosas desgarradas evitando metástases. A curcumina ainda age inibindo a síntese de proteínas que atuam na formação do tumor e evita a angiogênese, que é a formação de novos vasos sanguíneos para alimentar o crescimento de células cancerígenas.

Bom para o cérebro: Os resultados de um estudo recente, publicado em 2014 na revista Stem Cell Research & Therapy, mostram que o açafrão-da-terra pode ajudar a reparar o cérebro após uma lesão e também pode ser usado para tratar doenças neurodegenerativas. Para examinar os efeitos da cúrcuma em células cerebrais, os cientistas banharam as células-tronco do cérebro adulto em um extrato contendo turmerona, um polifenol encontrado no açafrão-da-terra. O crescimento de células-tronco foi superior a 80% quando comparado com o controle.

Pesquisadores da Michigan State University descobriram que a cúrcuma ou açafrão da terra é capaz de impedir a formação de compostos destrutivos (proteínas alfa-sinucleína) que estão presentes no cérebro em doenças neurodegenerativas como Parkinson e Alzheimer.

A curcumina também reduz o risco da doença de Alzheimer, segundo pesquisa da Universidade da Califórnia, nos Estados

Unidos. Ela age reduzindo a formação de placas amiloides. A doença de Alzheimer resulta do acúmulo de uma proteína chamada beta-amilóide, que se deposita nas células do cérebro produzindo inflamação e estresse oxidativo, formando placas entre as células nervosas (neurônios) no cérebro e perturbando o seu funcionamento.

Age contra a depressão: Um estudo publicado na revista Phytotherapy Research confirmou através de ensaio clínico em 60 pacientes que a curcumina é segura e eficaz no tratamento de estados graves de depressão comparada com a fluoxetina. A eficácia da curcumina foi semelhante ao do medicamento antidepressivo, no entanto, a curcumina não apresenta nenhum dos efeitos colaterais associados com a droga e ainda fornece benefícios adicionais à saúde. Estes resultados estão de acordo com outra pesquisa, publicada na revista Psychopharmacology, mostrando que a curcumina aumenta os níveis de neurotransmissores como serotonina e dopamina, responsáveis pela sensação de bem-estar.

Bom para o coração: A curcumina é capaz de evitar a oxidação do colesterol no organismo. O colesterol oxidado é o que danifica os vasos sanguíneos e se acumula em placas endurecidas que podem levar a um ataque cardíaco ou derrame. Esta ação impedindo a oxidação do colesterol pode ajudar a reduzir a progressão da aterosclerose e de outras doenças cardíacas.

Ajuda na perda de peso: Um estudo publicado pelo Journal of Nutrition mostrou a ação da cúrcuma na inibição da lipogênese, produção de gordura pelo corpo. O tempero reduziu o percentual de gordura corporal no grupo que ingeriu o condimento. A dose usada no estudo foi de cinco gramas por dia, equivalente a uma colher de chá rasa.

Outros estudos sinalizam que a ação anti-inflamatória da curcumina é um dos mecanismos que ajudam na perda de peso. Uma pesquisa publicada no European Journal of Nutrition sugere que curcumina pode ser útil no tratamento e prevenção de doenças crônicas relacionadas com a obesidade porque a curcumina interage em vários caminhos metabólicos capazes de reverter a resistência à insulina (pré-diabetes), hiperglicemia (açúcar alto no sangue), hiperlipidemia (colesterol elevado) e outros sintomas inflamatórios associados a obesidade.

Bom contra a acne: Cúrcuma é eficaz no tratamento de acne devido a suas propriedades antissépticas e antibacterianas: ela combate espinhas, controla a oleosidade e proporciona um brilho saudável para a pele. Para obter este benefício a orientação é a aplicação tópica do açafrão-da-terra, converse com seu médico sobre a melhor maneira de utilizá-lo.

Quantidade recomendada

Caso compre a raiz inteira utilize uma ou duas rodelas por dia. Se for ingerir o pó de açafrão a orientação é uma colher de chá, cerca de 5 gramas, diariamente caso exista algum problema de saúde. Pessoas saudáveis podem usar o quanto considerarem mais conveniente, o importante é a regularidade, que o açafrão-da-terra faça parte da rotina alimentar.

Como usar

Quando a pessoa adquire a raiz inteira a orientação é usar as rodelas no suco, ralado na salada ou na preparação de outros pratos. Use o tempero em pó à vontade em sopas, pães, bolos, biscoitos, omeletes, tapiocas, e também em aves, carnes e cozidos, legumes, arroz, feijão, ervilha, etc. A versão em pó também pode ser utilizada em sucos.

Por ser um pó, não é bom consumir o açafrão a seco, polvilhado na salada, por exemplo. Isto porque há maior risco de engasgue. Ele pode ser misturado em qualquer tipo de líquido, como no preparo dos alimentos ou na confecção de molhos para salada. Vale misturar com azeite, óleo de coco, maionese, leite, iogurte, manteiga, etc.

Combinações

É interessante combinar a cúrcuma com a pimenta do reino a fim de aumentar a biodisponibilidade (absorção). A pimenta do reino é rica em um flavonoide chamado piperina, que aumenta a absorção de outros nutrientes. O curry é feito com cúrcuma e pimenta, e também pode ser incorporado no dia a dia.

Cuidados ao consumir

É melhor comprar o açafrão-da-terra em lojas de produto naturais e ao fazê-lo, verifique a validade. Isto porque quanto mais fresco, mais rico em polifenois. A cúrcuma é indicada para todas as pessoas, com restrição apenas nos casos raros de alergias a este tempero.

Riscos do consumo em excesso

Não há efeitos colaterais no consumo da cúrcuma e ainda não foram descobertos problemas no consumo em excesso do tempero.

Fontes consultadas:

Nutróloga e médica ortomolecular, Tamara Mazaracki.

CAPÍTULO XVI

Abacate: benefícios para a saúde e como incluir na dieta

O abacate é rico em antioxidantes e fibras, que auxiliam no bom funcionamento do organismo e na perda de peso

Por muito tempo o abacate foi considerado um verdadeiro inimigo da alimentação, visto como uma fruta gordurosa e calórica. No entanto, hoje já se sabe que as gorduras encontradas no abacate, mesmo sendo calóricas, são responsáveis pela redução dos níveis de colesterol e triglicerídeos no organismo, podendo prevenir doenças cardíacas e até o câncer. ([4])

Benefícios do abacate

O abacate pode agir como anti-inflamatório natural e antienvelhecimento, além de reduzir os níveis de glicose no sangue diminuindo o estresse. A ação anti-inflamatória que a ingestão do abacate proporciona é graças a vitamina E. Outra substância importante encontrada na fruta é o beta sitosterol, responsável no controle do hormônio do estresse, o cortisol. Além disso, ajuda na hidratação adequada da pele e dos cabelos (veja aqui como hidratar o cabelo com a fruta).

Também é uma fruta calórica e rica em lipídeos: 77% das calorias no abacate são de gordura. No entanto, as gorduras presente nesse alimento são de alta qualidade, se assemelhando às propriedades físico-químicas do azeite de oliva. A maior parte da gordura presente no abacate é ácido oleico. Este é um ácido graxo monoinsaturado, que tem sido associado à inflamação reduzida e tem demonstrado efeitos benéficos sobre os genes ligados ao câncer. O óleo de abacate apresenta diversos compostos bioativos, possuindo carotenóides, ácido ascórbico, compostos fenólicos, tocoferóis, fitoesteróis, entre outros. O abacate é rico em:

Cálcio

Potássio

Vitamina C

Fósforo

Manganês

Magnésio

Lipídios

Ferro

Cobre

Zinco

Vitamina E

Vitamina A ([4, 5])

Informação nutricional do abacate (porção de 100g)

Nutriente %VD	Quantidade
Valor energético 5%	96.2 kcal
Carboidratos 5%	6,0g

Proteínas   1,2g
2%

Gorduras saturadas   2,3g
10%

Gorduras monoinsaturadas   4,3g
-

Gorduras saturadas poli-insaturadas 1,4g
-

Fibra alimentar   6,3g
25%

Cálcio   7,9mg
1%

Vitamina C   8,7mg
19%

Fósforo   22,0mg
3%

Manganês   0,2mg
9%

Magnésio   14,7mg
6%

Ferro 1%	0,2mg
Potássio -	206,3mg
Cobre 0%	0,2ug
Zinco 3%	0,2mg
Ricoflavina B2 3%	0,0mg

Referência: TACO - Tabela Brasileira de Composição de Alimentos

Abacate ajuda a emagrecer

O abacate é fonte de ômega 6, ômega 9 e ômega 7. Esses nutrientes mantém o equilíbrio no organismo, auxiliando a perda de gordura corporal. Além disso, ele pode ser incluído na dieta porque é rico em fibras, o que garante o funcionamento do intestino, além de saciar a fome. Um estudo conduzido pelo pesquisador Wien M (2013) mostrou que as pessoas que comeram abacate se sentiram 23% mais satisfeitas e tiveram um desejo 28% mais baixo de comer durante as próximas 5 horas, quando comparado com o grupo que consumiu outro alimento. ([4])

Melhora o rendimento nos treinos

O abacate ajuda a melhorar o rendimento do treino porque é um alimento muito calórico. Quando consumido antes da atividade física, o abacate ajuda na hipertrofia muscular, pois fornece energia para o treino. Além disso, contém proteína, macronutriente que ajuda na recuperação muscular. Sem contar que repõe sais minerais e ajuda a prevenir cãibras em corredores.

O potássio, também presente nessa fruta, é indicado para a recuperação muscular, ajuda na absorção das proteínas, é rico em ácido fólico, auxiliando na formação do tecido muscular, e atua nos hormônios aumentando os níveis de testosterona, que resulta em ganho de massa magra.

O abacate ainda auxilia na redução da inflamação das células, o que minimiza as dores causadas pelo exercício (fadiga). Pode ser consumido antes do treino para ter energia e depois dos exercícios, para repor os sais minerais, atuando como isotônico natural. [4, 5]

Abacate tem alto teor de fibras

Ricos em fibras, uma porção de 100 gramas de abacate contém 7 gramas de fibra, o que corresponde a 27% da quantidade diária recomendada. Grande parte da fibra do abacate é solúvel, devido a presença de gorduras monoinsaturadas (ácido oleico), que ajudam a reduzir significativamente os níveis de colesterol total, do triglicérides do sangue, além de controlar o colesterol LDL (considerado ruim) e aumentar o HDL (o colesterol bom). [3]

Ajuda no controle do colesterol e do triglicérides

Por ser rico em ácidos graxos monoinsaturados e em fibras solúveis, o abacate auxilia no controle e na prevenção de doenças cardíacas, já que promove a redução e o controle do colesterol LDL (colesterol ruim), aumenta colesterol HDL (colesterol bom) e reduz níveis de triglicerídeos. A presença de antioxidantes e minerais também auxilia na melhora da circulação sanguínea, favorecendo a saúde cardíaca.

O ácido oléico e o B-sitosterol do abacate são utilizadas como coadjuvantes no tratamento da hipercolesterolemia, impedindo a absorção de parte do colesterol no intestino e diminuindo a síntese hepática. Além disso, estudos comprovaram redução no risco de doenças cardiovasculares associadas ao consumo de óleo de abacate.

O b-sitosterol do abacate auxilia na redução dos níveis de colesterol, porque compete pelos mesmos campos de absorção. Assim, ele diminui sua própria absorção no intestino e sua produção no fígado também é reduzida. Por ter 63% de ácidos graxos monoinsaturados, como o ácido oleico, o abacate promove esse controle.

O abacate também melhora o perfil lipídico de uma forma geral. Suas fibras auxiliam na redução e controle do triglicérides, mas para notar o benefício é preciso diminuir o consumo de gorduras consideradas prejudiciais e a ingestão de alimentos ricos em açúcar. [1, 2]

Impede o surgimento de gases

A polpa do abacate tem propriedade carminativa (reduz a produção de gases) e é útil contra o ácido úrico. O chá das folhas, casca e sementes raladas ou moídas é considerado como diurético, favorecendo a digestão gástrica, além de ser estimulante da vesícula biliar. Portanto, pode ser utilizado em casos de prisão de ventre, diarreia e flatulências. As folhas do abacateiro também são altamente digestivas. ([5])

Abacate ajuda o funcionamento do cérebro

A presença das gorduras benéficas e de antioxidantes no abacate promove o bom funcionamento cerebral. Destacam-se a luteína (carotenóide) e o ômega-3, aliados importantes para melhorar a memória, por estimularem a renovação das células cerebrais. ([4, 5])

Abacate pode ser consumido na gravidez?

O abacate é fonte de vitaminas do complexo B, E e ácido fólico, além de gorduras importantes como ômega 3, 6 e 9 e, especificamente para as gestantes, pode trazer muitos benefícios:

Bom funcionamento intestinal, porque é fonte de fibras;

Trazer saciedade, fator importante para manter o peso nesse período, já que a progesterona pode aumentar a fome;

Reduz o colesterol ruim por meio dos fitoesteróis que competem pelo mesmo campo de absorção;

Fortalece o sistema imunológico por sua composição de vitaminas;

Oferece boa ingestão de gorduras ômegas, relacionadas à melhor função cognitiva do bebê.

Vale ressaltar que, apesar das vantagens, o consumo não deve ultrapassar 100g ao dia, por causa do alto valor calórico. Ou seja, se consumido em excesso pode favorecer o ganho de peso. [1]

Diferenças do abacate e do avocado

O avocado é uma variedade do abacate, sendo menos calórico, com cerca de 10% a menos de calorias que o abacate. O avocado é bem menor que o abacate, além de ter a casca mais grossa e bem mais escura. Em comparação com sua versão comum, o avocado possui:

Maior quantidade de potássio e fibras;

Mais vitaminas E e B6;

Mais gordura saudável;

Menos água.

Além disso, o avocado também possui uma casca um pouco mais espessa do que o abacate comum, fazendo com que sofra menos ação de agrotóxicos. Por todos esses motivos, muitas pessoas consideram o avocado um abacate melhorado. ([3], [4], [5], [6])

Como consumir o abacate para emagrecer

O abacate pode aumentar a produção de GH, o hormônio do crescimento, que auxilia a formação de músculos. Estes, por sua vez, gastam mais calorias, principalmente se consumido à noite, quando há pico na produção desse hormônio. A quantidade que deve ser consumida para obter o benefício é de uma a três colheres do fruto. O abacate pode ser ingerido de 2 a 3 vezes por semana, sozinho ou como complemento de outras refeições, como saladas ou lanches, desde que seja respeitada a quantidade de 100g do fruto. [2, 5]

Erros no consumo do abacate

Um dos erros mais comuns é acrescentar ingredientes que tornam a fruta ainda mais calórica, como leite e açúcar. Nesse caso, se o objetivo é manter ou perder peso, a recomendação é consumir a fruta sozinha ou com combinações mais cuidadosas. Não é comum utilizarmos o abacate em preparações salgadas, porém ele é uma fruta muito versátil e pode ser usado em cremes, pizzas, recheios e assados, por exemplo. ([1])

Malefícios do consumo excessivo de abacate

O abacate, apesar de não ter contraindicações, se consumido em excesso pode promover o ganho de peso corporal. Como o fruto é rico em gorduras, o consumo acima da quantidade recomendada pode fazer com que elas sejam armazenadas pelo organismo. O maior segredo da alimentação saudável é o equilíbrio, portanto, não devemos esquecer que o abacate é uma fruta calórica. ([2])

Referências:

Cintya Bassi, nutricionista do Hospital e Maternidade São Cristóvão (1).

Teresa Costa, nutricionista do HSANP - Centro Hospitalar de Média Complexidade de São Paulo (2).

Andrea Marim, nutricionista (3).

Camila Cardinelli, nutricionista da clínica de medicina esportiva M. Albuquerque (4).

Breno da Silva Lozi, nutricionista pós-graduado em Nutrição Clínica e Desportiva pelo Instituto Educacional São Pedro (IESPe) - Juiz de Fora/MG (5).

Bruna Benedetti, nutricionista da Estima Nutrição e graduada pela Universidade Presbiteriana Mackenzie. Especializada em Terapia Nutricional e Nutrição Clínica pelo GANEP - Grupo de Nutrição Humana (6).

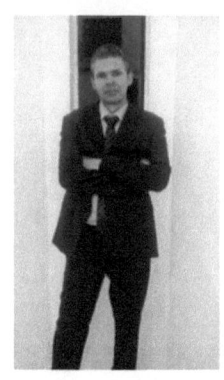

SOBRE O AUTOR

Rômulo Borges Rodrigues é Escritor, Terapeuta Holístico, Mestre de Reiki, Consultor e Numerólogo.

Trabalha com Reflexologia, Reiki, Massagem, Florais, Aconselhamento Terapêutico, Técnicas de Relaxamento, Hipnose, Regressão, Terapia de Vidas Passadas, Numerologia e ministra cursos online.

Estuda e pesquisa sobre a espiritualidade há mais de vinte anos.

Foi membro da Associação Internacional Amigos da Natureza (AIANATU - SP), na qual fez parte do trabalho de cura espiritual. Foi nessa associação onde alguns de seus dons espirituais foram desarquivados.

Também foi membro da Ordem dos Filhos da Luz (Piracicaba - SP). Foi integrante da Ordem dos Templários, onde foi dirigente do hospital de cura espiritual de uma das suas sedes.

Atualmente, é coordenador do Projeto Social Nova Era na cidade de São Paulo, no qual dá palestras e ministra tratamento alternativo para o público, utilizando várias técnicas terapêuticas.

Escreve artigos quinzenais para sites e revistas sobre vários temas e é autor das seguintes obras:

•*Uma Civilização Adormecida e Decadente*

•*Momento Apocalíptico – "Prelúdio do Juízo Final"*

•*Arcanjos e Arquétipos*

•*Guia Prático dos Anjos*

- *Numerologia – A Ciência Milenar dos Números*

- *REIKI – ENERGIA VITAL UNIVERSAL (Harmonia, Equilíbrio e Cura)*

- *OS FLORAIS DE BACH – Equilíbrio e Harmonia Através das Essências*

- *O PODER DA MENTE – A Chave Para o Desenvolvimento das Potencialidades do Ser Humano*

- *Os Ensinamentos de Siddartha Gautama, o Buda*

- *A HISTORIA DO BUDISMO – Princípios, conceitos, ensinamentos*

- *Cuide de Você e Tenha Mais Qualidade de Vida (Vols. I, II, III, IV e V)*

- *A Regência Cósmica*

- *Alimentação Saudável = Saúde Perfeita (Vols. I, II, III, IV e VI)*

•*REFLEXOLOGIA (Massagem Podal) – Equilíbrio e bem-estar através da planta dos pés*

•*A PODEROSA INFLUÊNCIA DOS NÚMEROS SOBRE AS NOSSAS VIDAS – O que a Numerologia revela sobre o passado, o presente e o futuro*

•*"DESCUBRA SEU POTENCIAL, DONS E TALENTOS INATOS ATRAVÉS DA NUMEROLOGIA"*

•*QUALIDADE DE VIDA – Definição e conceitos*

•*OS MECANISMOS DA MENTE – A sua natureza comportamental*

•*TRATADO SOBRE AS RELIGIÕES E FILOSOFIAS DE VIDA – Síntese dos sistemas religiosos e correntes filosóficas*

•*ESTUDO SOBRE AS TERAPIAS COMPLEMENTARES – Técnicas terapêuticas integrativas que proporcionam equilíbrio e harmonia*

•*PRÉ-EXISTÊNCIA E PÓS-EXISTÊNCIA DA ALMA – Vidas passadas, vidas futuras*

•*PRINCÍPIOS, FILOSOFIA E METODOLOGIA DA MEDICINA HOLÍSTICA - Os recursos e métodos terapêuticos utilizados nos tratamentos e terapias*

•*CURSO DE REIKI*

•*CURSO DE FLORAIS DE BACH*

•*CURSO DE REFLEXOLOGIA (Massagem Podal)*

•*CURSO DE NUMEROLOGIA – Método simples e prático*

•*CURSO DE HIPNOSE, REGRESSÃO, TVP, TMS – Metodologia simplificada*

•*CURSO DE FENG SHUI – Técnica chinesa milenar de harmonização e equilíbrio de ambientes*

•*CURSO DE RADIESTESIA*

•*CURSO DE CROMOTERAPIA*

CONTATOS COM O AUTOR

E-MAIL: romulobr@outlook.com
FACEBOOK:
http://facebook.com/romuloborgesrodrigues
SKYPE: samadhi514
TWITTER: @_arahat
BLOG: equilibrioeconsciencia.wordpress.com